Gute Figur
Quickies

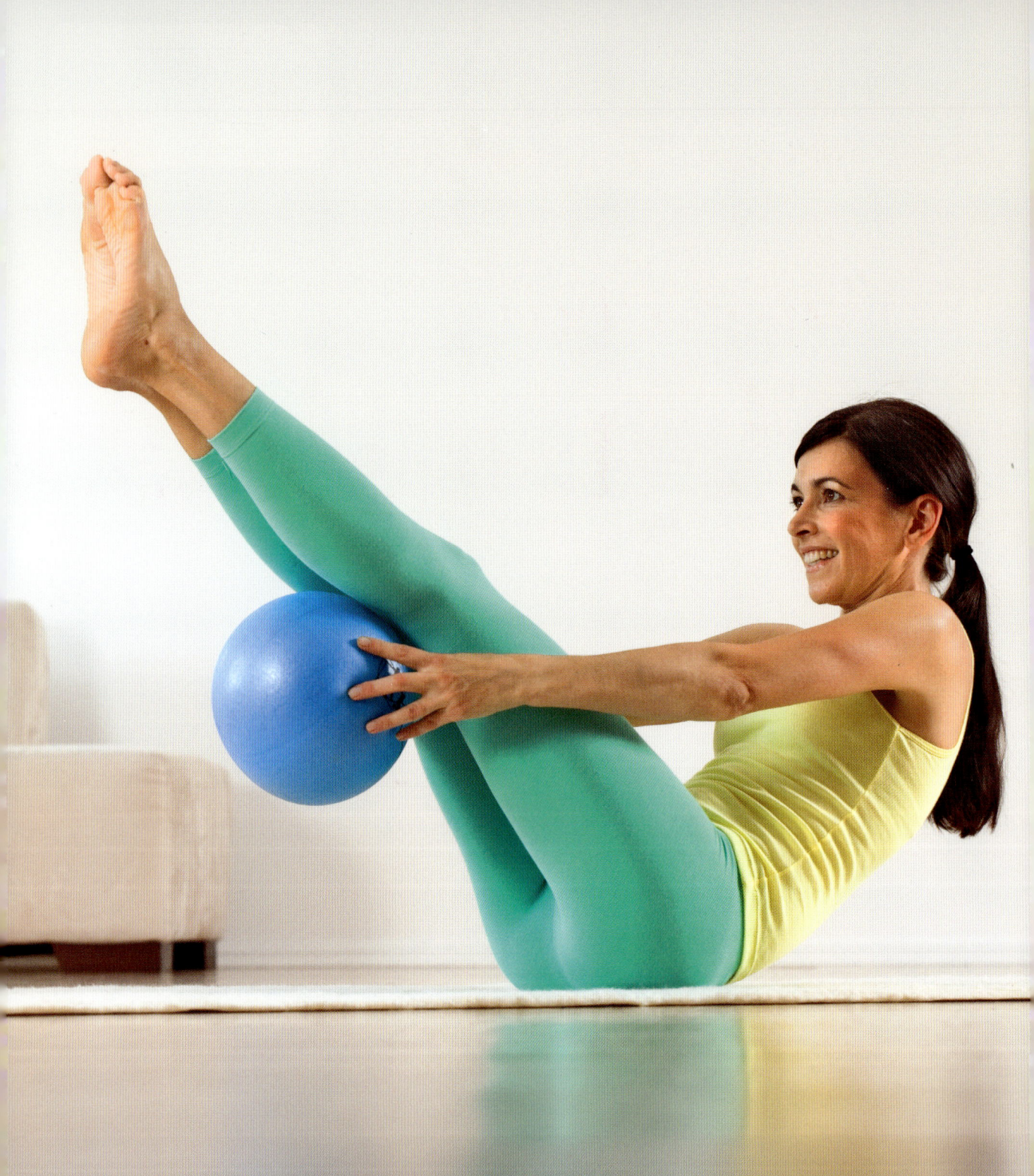

DIETER GRABBE

Gute Figur
Quickies

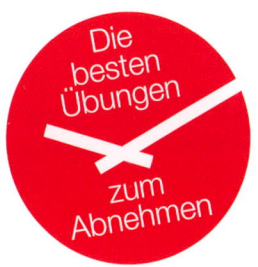

Die
besten
Übungen

zum
Abnehmen

Inhalt

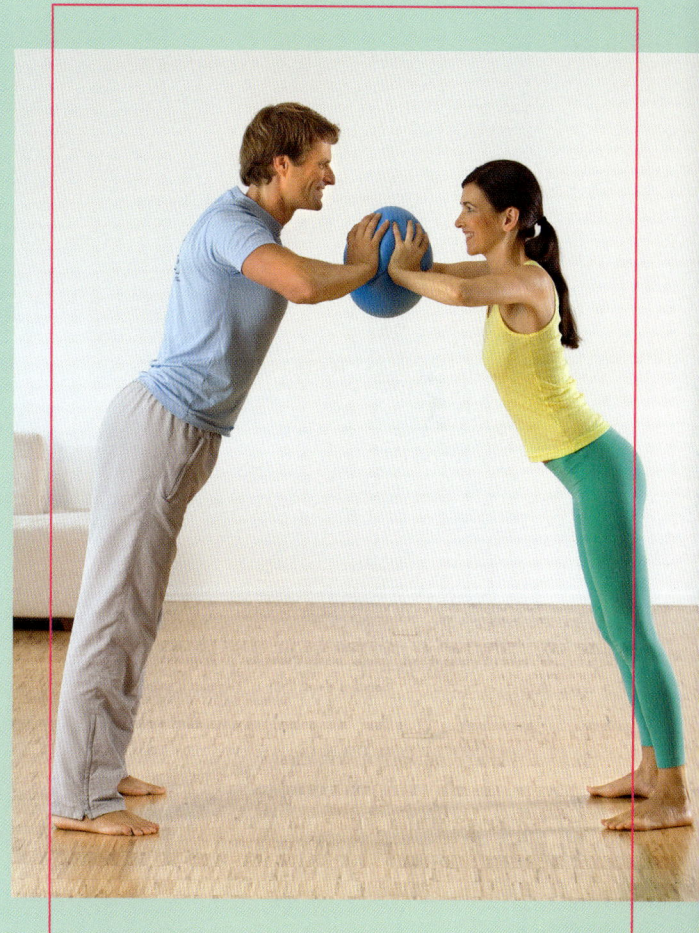

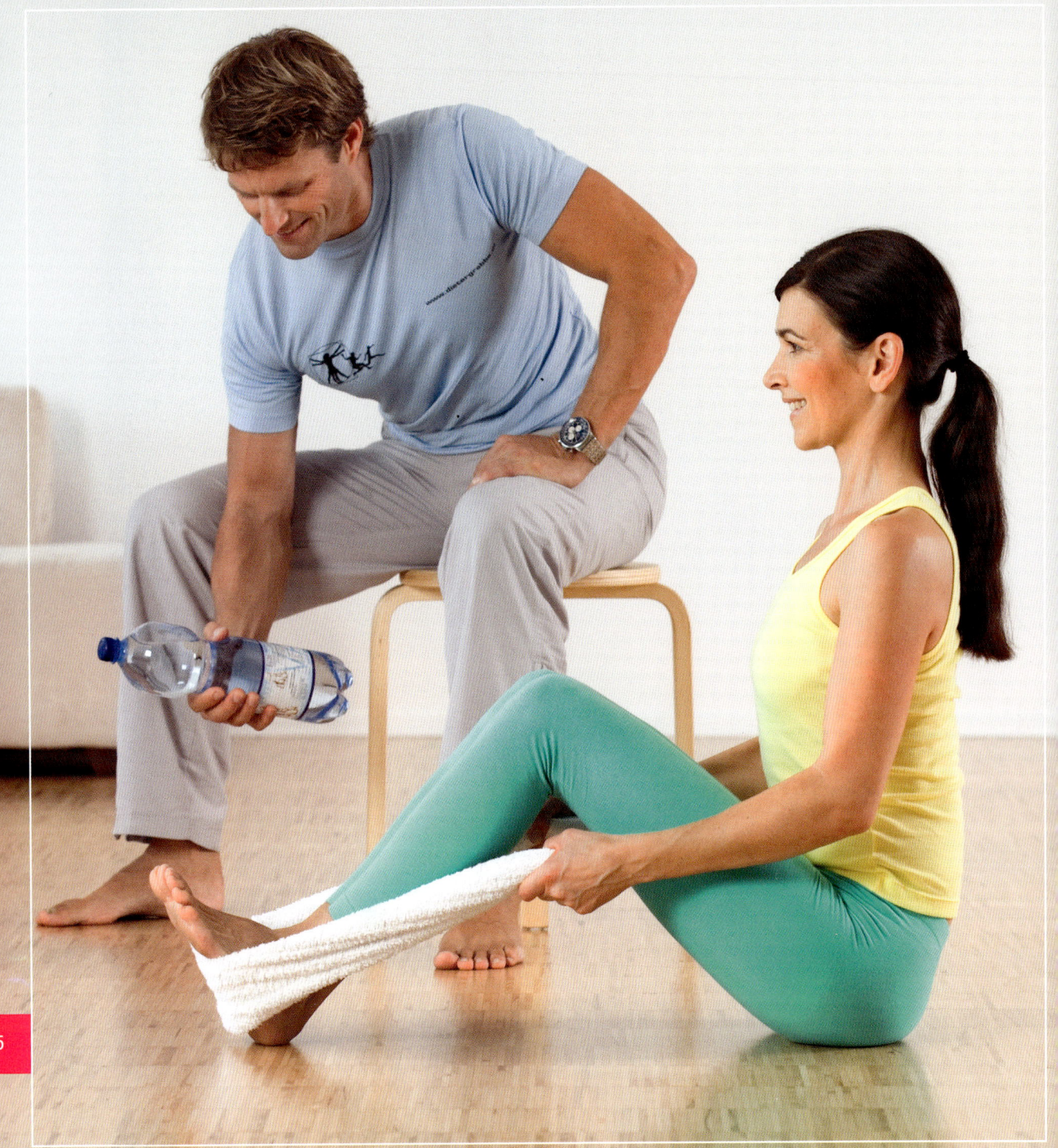

Gute-Figur-Quickies:
die Quickie-Strategie zum Abnehmen

Auf dem Weg in ein schlankes Leben

Sie wünschen sich eine tolle Figur und ein paar Kilos weniger an den richtigen Stellen? Am besten in möglichst kurzer Zeit und ohne allzu großen Aufwand? Dann sind die Gute-Figur-Quickies genau das Richtige für Sie, denn die erfreuliche Nachricht lautet: Wir können unsere Figur nach unseren eigenen Wünschen formen!

DIE BALANCE WIEDER HERSTELLEN

Woher die überschüssigen Pfunde kommen, wissen wir alle. Wir essen zu viel und zu unausgewogen und bewegen uns zu wenig. Die meisten von uns, nämlich 56 Prozent der Frauen und 62 Prozent der Männer, nehmen jeden Tag mehr Kalorien zu sich, als sie verbrauchen. Der Grund ist vor allem, dass die meisten von uns im Sitzen arbeiten und der Energiebedarf dadurch um einiges geringer ist als bei körperlicher Arbeit. Eine Büroangestellte beispielsweise braucht nur rund 2000 kcal pro Tag. Wer sich dagegen bewusst bewegen möchte und zu Fuß geht, wird an jeder Ecke zum Essen animiert. Dazu kommen die unzähligen kleinen Snacks und Süßigkeiten als Aufmunterung und Trostspender bei Frust, Stress, Einsamkeit, Müdigkeit und, und, und – die Liste ließe sich endlos fortsetzen.

Gute-Figur-Quickies – einfach und effektiv

Doch jetzt bekommen Sie Unterstützung: Mit Gute-Figur-Quickies drehen wir den Spieß um und stellen das körperliche und seelische Gleichgewicht wieder her. Das wird sich schon nach kurzer Zeit positiv auf alle Bereiche Ihres Lebens auswirken. Das Beste daran: Dafür müssen Sie Ihren Alltag nicht komplett umkrempeln, allen Gelüsten Ade sagen oder stundenlang hart trainieren. Die Figur-Quickies richten sich nach Ihrem Leben, nicht um-

Gute-Figur-Quickies unterstützen Sie dabei,

> *Gewicht zu reduzieren,*
> *die Muskulatur und das Bindegewebe zu kräftigen,*
> *mehr Bewegung und damit mehr Abwechslung in den Alltag zu bringen,*
> *Energie zu tanken,*
> *sich jünger und fitter zu fühlen,*
> *Krankheiten vorzubeugen,*
> *das Verhältnis von Energieverbrauch und Energiezufuhr so zu optimieren, dass Sie keine Kalorien mehr zählen müssen.*

gekehrt. Dafür gebe ich Ihnen hochwirksame Übungen an die Hand, die Sie zu einem individuellen Trainingsprogramm zusammenstellen können und die für eine Erhöhung der Fettverbrennung sorgen.

SCHLANKER ZEITPLAN, SCHLANKE FIGUR

Jede dieser Übungen lässt sich in etwa 40 Sekunden durchführen, und trotzdem erreichen Sie ein Maximum an Kalorienverbrennung. 40 Sekunden? Reicht das denn? Ja! Denn Ausdauertraining schadet zwar nicht, ist aber kein Muss für eine schlanke Figur. Neueste Studien belegen, dass zum Abnehmen gezieltes, kurzes und vor allem regelmäßiges Muskeltraining ideal ist. Die zu trainierende Muskulatur wird bei den Gute-Figur-Quickies bewusst angespannt und die Bewegung langsam, fast zeitlupenartig ausgeführt. Am Ende jeder Übung wird der Muskel für wenige Sekunden statisch angespannt. So werden Erfolge in kurzer Zeit sicht- und spürbar. Denn wer mit seinen Muskeln arbeitet, aktiviert den Stoffwechsel und erhöht damit den körpereigenen Energieverbrauch. Dieser Zustand hält den ganzen Tag an, selbst wenn Sie nach dem Training faul auf dem Sofa liegen. Alles Fett, was wir über die Nahrung zu uns nehmen, wird fast ausschließlich in den Muskeln verbrannt. Je mehr Muskelmasse Sie besitzen, desto höher ist Ihr Energieverbrauch und somit die Verbrennung von Kalorien. Sie brauchen auch

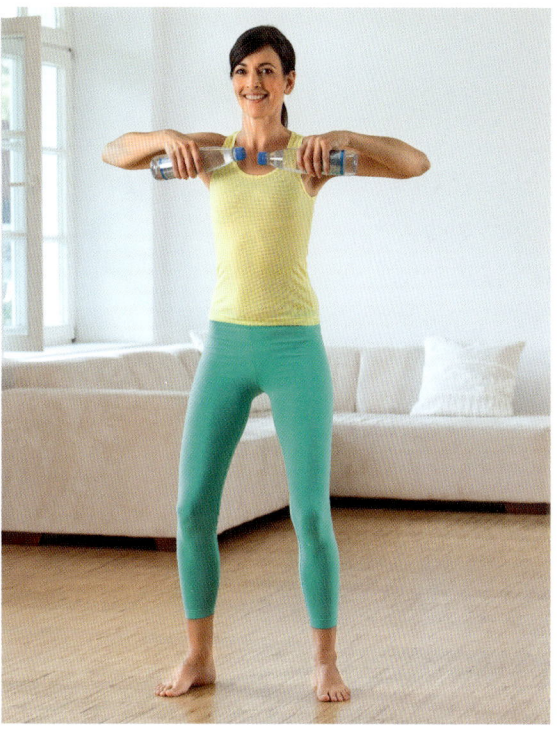

Gute-Figur-Quickies: Training, das die Muskulatur stärkt und auch noch Spaß macht.

keine Sorge zu haben, zu viel Muskelmasse an bestimmten Körperstellen aufzubauen. Jede Übung in diesem Buch können Sie ganz beruhigt so oft und intensiv durchführen, wie Sie wollen.

Ergänzt wird das Paket durch fundierte Ernährungstipps, die Sie zu Hause und im Job sofort und unkompliziert umsetzen können. Nach dem Motto: weniger Kalorien bei maximalem Genuss.

Genussvoll abnehmen

Sie wünschen sich einen schönen, straffen Körper? Dann werden Sie voraussichtlich um das Abnehmen nicht herumkommen. Für viele ist gerade das eine große, unüberwindbar scheinende und allzu oft recht frustrierende Hürde. Um Ihnen den Weg zu Ihrem Ziel zu erleichtern, habe ich Gute-Figur-Quickies entwickelt. Denn neben dem Muskeltraining ist die richtige Ernährung der zweite Meilenstein auf dem Weg zur Wunschfigur.

LEBENS-MITTEL KONTRA ENERGIE-KILLER

Viele der sogenannten Zivilisationskrankheiten, wie Diabetes oder Herzinfarkt, beruhen größtenteils auf falscher und ungesunder Ernährung. So bezifferte das Gesundheitsministerium seine Ausgaben für ernährungsbedingte Krankheiten im Jahr 2004 auf rund 72 Milliarden Euro – Tendenz steigend. Wenn wir bei unserem Auto Öl nachfüllen, soll es von hoher Qualität sein. Wir wollen, dass der Motor lange hält. Seltsamerweise wenden wir dasselbe Prinzip häufig nicht bei uns an, obwohl es sich mit unserem »Motor« ähnlich verhält. Wenn wir eine Schweinshaxe mit Knödeln gegessen haben, fühlen wir uns schwer und träge. Kein Wunder,

denn unsere Verdauungsorgane müssen nun mit Höchstleistung arbeiten und brauchen dazu ein Maximum an Energie. Dabei sollen Lebensmittel uns doch eigentlich Energie zuführen – so ist es von der Natur vorgesehen.

Neben zu fettreichem Essen wird unser Körper vor allem durch industriell verarbeitetes Essen belastet, mit all seinen Zusatzstoffen, Farbstoffen und Aro-

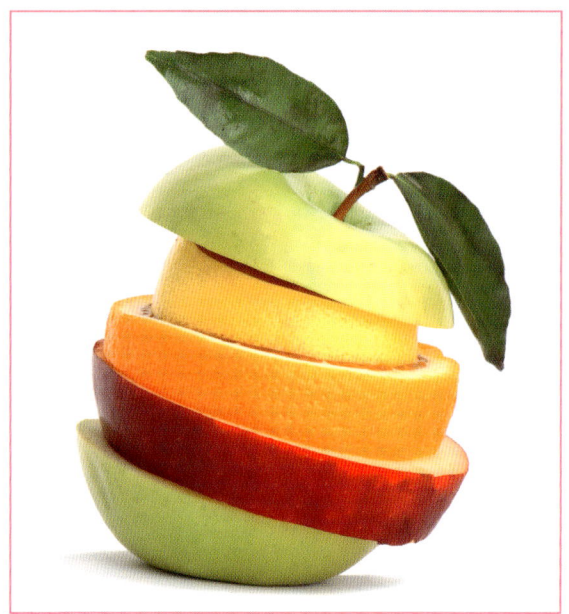

Essen Sie abwechslungsreich und nehmen Sie regelmäßig Obst zu sich.

men. Daher lautet hier meine Empfehlung: Vermeiden Sie industriell vorgekochte, konservierte und künstliche Nahrungsmittel. Verwenden Sie stattdessen viel frisches Obst und Gemüse, möglichst aus biologischem Anbau, und bereiten Sie es zusammen mit Getreide wie Reis, Hirse, Bulgur und Vollkornnudeln selbst zu.

HEISSHUNGER ADE

Die Nährstoffe, die wir aufnehmen, versorgen unsere Zellen auf biochemischer Ebene. In den Körperzellen selbst werden alle Nährstoffe, sehr vereinfacht gesagt, in mechanische Energie umgewandelt. Das ist dann die Energie, die uns bei jeder Bewegung zur Verfügung steht. Je gehaltvoller unser Essen ist, je mehr Nährstoffe es enthält und je weniger es den Organismus belastet, desto besser funktioniert die Umsetzung der Energie in Bewegung. Im logischen Schluss führt falsche Ernährung zu Krankheiten unseres Bewegungsapparates, wie z. B. zu Osteoporose, Arthrose oder Rheuma. Außerdem: Wenn Ihr Körper optimal versorgt ist und die Qualität stimmt, entstehen erst gar keine Heißhungerattacken. Sie werden es selbst merken: Nach ein paar Tagen mit ausgewogener Ernährung fühlen Sie sich ausgeglichener, und viele kleine Beschwerden, von Hautproblemen bis hin zu Verdauungsstörungen, können mit der Zeit verschwinden.

Entscheiden Sie sich

> *für frisch zubereitetes Essen statt Dosenkost und Fastfood,*
> *für frische und möglichst chemisch unbelastete Nahrungsmittel,*
> *gegen Zusatzstoffe und Geschmacksverstärker.*

SCHLANK UND VITAL DURCH POWERFOOD

Mit vollwertigen und abwechslungsreichen Mahlzeiten tun Sie aber nicht nur etwas für Ihr Aussehen, sondern steigern zugleich Ihre Fitness, Ihre Energie und Ihr Wohlbefinden. Die Ernährungstipps, die ich Ihnen hier vorstelle, versorgen Sie mit einem Maximum an Nährstoffen und einem Minimum an Fett. Damit es Ihnen leicht fällt, diese neue und spannende Form des Essens dauerhaft in Ihren Alltag zu integrieren, haben sich alle Ernährungstipps dem Genuss verschrieben, sind einfach zuzubereiten und auch zum Mitnehmen ins Büro geeignet. Hier nun meine Tipps, wie Sie sich gesund und trotzdem genussvoll ernähren können. Und: Geben Sie nicht auf, wenn Sie das ein oder andere nicht sofort oder dauerhaft einhalten können. Auch jede kleine Umstellung ist ein Erfolg!

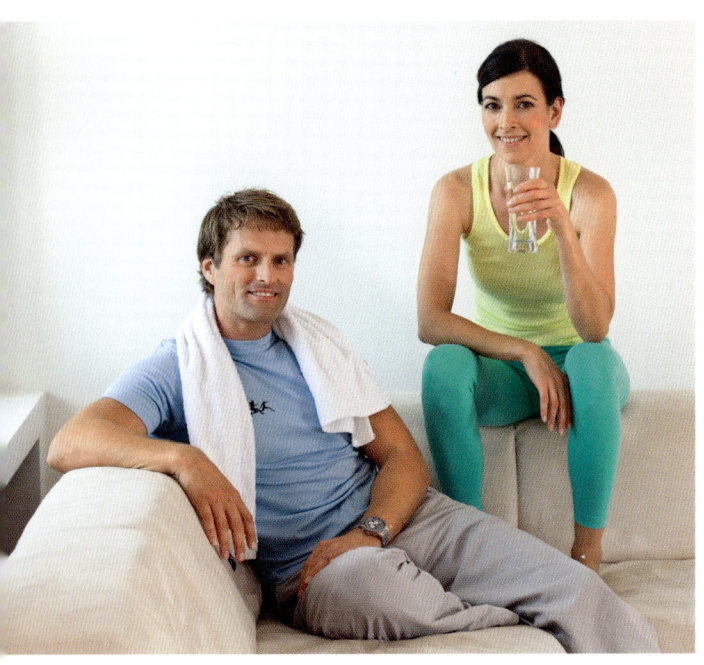

Nicht nur nach dem Workout tut ein Glas Wasser gut.

1. Trinken Sie ausreichend!

Zwischen 2 bis 3 Liter sollten Sie über den Tag verteilt an Flüssigkeit zu sich nehmen. Verzichten Sie besser auf Getränke, die Zucker, Koffein oder sonstige Zusatzstoffe enthalten – sie belasten Ihren Organismus nur. Das günstigste Getränk ist immer noch Wasser. Sie können es auch direkt aus der Leitung verwenden, denn es hat auf jeden Fall Mineralwasserqualität. Zu kalkreiches Wasser kann durch einen Wasserfilter gereinigt werden.

Trinken wirkt auch dem Hungergefühl entgegen. Nehmen Sie sich am besten immer eine Flasche mit, wenn Sie unterwegs sind. Neben Wasser eignen sich auch Tees wie Roiboos-, Kukicha- oder Lapachotee. Für Abwechslung sorgen hin und wieder Apfel- oder Apfeldicksaft verdünnt mit Wasser. Sie können ihn auch mit den obigen Teesorten in kaltem Zustand verdünnen.

Neben Getränken ist es sinnvoll, Suppen als Flüssigkeitszufuhr in den Speiseplan aufzunehmen. Sie sind, mit den richtigen Zutaten, wichtige Lieferanten von Mineralien- und Spurenelementen. Eine schnelle Variante möchte ich Ihnen vorstellen, die Sie ausprobieren und nach Ihrem eigenen Geschmack variieren können:

Sehr klein geschnittenes Gemüse (wegen der kurzen Garzeit) wie z. B. Broccoli, Karotten, Lauch, Zwiebeln oder Blumenkohl in Wasser bissfest kochen. Danach mit Sojasauce abschmecken. Bitte verwenden Sie nur Sojasauce aus dem Reformhaus oder Bioladen, da die Würzsoßen aus dem Asialaden oft Glutamat und andere Zusatzstoffe enthalten. Frische Petersilie und frisch geriebenen Ingwer nach Geschmack hinzufügen.

2. Lassen Sie den Zucker weg!

Zucker ist ein Räuber, der unseren Stoffwechsel und die Organe belastet und unserem Körper wichtige Mineralien und Vitamine entzieht. Er liefert keinerlei Nährstoffe und füllt nur die Fettdepots auf. Ersetzen Sie ihn besser durch nahrhafte Süßstoffe wie Honig, Reissirup oder Apfeldicksaft (im Bioladen oder Reformhaus erhältlich). Seien Sie deshalb auch kritisch beim Kauf von Süßigkeiten. Hilfreich bei Heißhunger auf Süßes sind Obst und Trockenfrüchte. Oder machen Sie bei Heißhunger eine Übung der Gute-Figur-Quickies!

3. Essen Sie ausreichend Proteine – aber die richtigen!

Gerade Frauen nehmen oft zu wenig Eiweiß zu sich, aus Angst vor zu viel Fett. Als Faustregel gilt: Ihr Körper braucht täglich Eiweiß in der Dicke und Größe der eigenen Handfläche. Dabei ist die Wahl entscheidend – bevorzugen Sie weißes Fleisch, also Huhn oder Pute. Auch Fisch ist eine Alternative. Viel kalorienärmere und hochwertigere Eiweißlieferanten sind die pflanzlichen Proteine in Tofu, Tempeh oder Seitan, ebenso alle Hülsenfrüchte wie Kichererbsen und Linsen. Setzen Sie am besten an einem Tag pro Woche die gute alte Linsensuppe wieder auf den Speiseplan. Hier einige Tipps für die Zubereitung von pflanzlichen Eiweißen:

Tofuschnitzel: Schneiden Sie einen Block Tofu, den es mittlerweile in vielen Supermärkten gibt, in Scheiben, und braten Sie ihn in etwas Sesam-, Sonnenblumen- oder Rapskernöl an. Danach mit einem Küchentuch abtupfen und mit Sojasauce beträufeln. Darüber frischen Ingwer reiben.

Marinierter Tofu: Stellen Sie eine Marinade aus Sojasauce und Teriakisauce, getrockneten Kräutern wie Rosmarin, Koriander, Muskat, Curry und Senf her. Kochen Sie diese leicht auf und verdünnen Sie sie gegebenenfalls mit etwas Wasser. Sie können den in Scheiben geschnittenen Tofu gleich für etwa 10 Minuten mitkochen oder in der abgekühlten Marinade bis zu 5 Tage einlegen und immer kurz vor dem Essen anbraten. Die so zubereiteten Tofuscheiben eigenen sich auch prima für unterwegs! Entweder als Wurst- und Käseersatz, z. B. auf einer Scheibe Ciabatta mit Salat und Gurke, oder zu einem Reis- bzw. Nudelsalat.

Linsensuppe: Rote Linsen eignen sich ideal, weil sie nicht vorher eingeweicht werden müssen und nur eine kurze Garzeit haben. Setzen Sie die Linsen mit klein geschnittenem Gemüse und etwas Gemüsebrühe auf. Die Kochzeit beträgt 10 bis 15 Minuten. Danach würzen Sie das Ganze mit etwas Sojasauce, frisch geriebenem Ingwer und frischen Kräutern wie Petersilie. Wichtig für eine leichte Verdauung: Füllen Sie etwa 5 Prozent der Menge mit gutem Olivenöl auf. Und keine Angst vor zu viel Fett! Die Linsen saugen das Öl auf, außerdem wird Olivenöl nicht in den Fettzellen des Körpers gespeichert.

4. Reduzieren Sie den Fettgehalt Ihres Essens!

Verzichten Sie auf Paniertes und Frittiertes. Reduzieren Sie außerdem tierische Fette. Neben Fleisch heißt es auch mit allen Milchprodukten sparsam umzugehen bzw. sie ganz wegzulassen. Der Kalziumbedarf lässt sich auch durch Sojaprodukte (siehe Tofu), Brokkoli, grüne Blattgemüse, Karotten, grüne Bohnen, Feigen oder Kiwis decken. Vermeiden Sie daneben Figurkiller wie Mayonnaisen und Dressings, die nicht ausdrücklich für Diätzwecke hergestellt wurden.

5. Verzichten Sie, wenn möglich, auf Essen als Ersatzhandlung!

Eine Tüte Gummibärchen in der Schreibtischschublade, eine Dose Bonbons im Auto, die Tüte Chips beim Fernsehen – überall haben wir kleine Naschereien platziert, die uns unbewusst zum ständigen Essen verführen. Versüßen Sie sich den Alltag besser auf andere Weise, z. B. durch Blumen, angenehme Musik oder eine kleine Pause an der frischen Luft. Auch sich bewegen, dehnen und strecken hilft, innere Anspannung loszuwerden.

6. Essen Sie regelmäßig!

Alle 4 bis 5 Stunden zu essen ist ideal, um Heißhunger im Keim zu ersticken. Außerdem benötigt der Körper diesen Zeitraum zur Verdauung und Regeneration nach jeder Mahlzeit. Beginnen Sie den Tag mit einer Tasse Tee, um den Flüssigkeitsverlust der Nacht auszugleichen. Etwas später können Sie dann die Tasse Kaffee und ein leichtes Frühstück genießen. Nehmen Sie sich Zeit für ein Mittagessen. Sie können zu Hause kalte Salate aus gekochtem Reis, Vollkornnudeln, Couscous oder Hirse vorbereiten, die Sie mit kurz gegartem oder angebratenem Gemüse mischen. Auch Obst in frischer oder getrockneter Form und Hülsenfrüchte können Sie dazugeben. Oder Sie essen mittags ein

Bringen Sie Balance in Ihr Ess- und Bewegungsverhalten

Lassen Sie das Abendessen einmal in der Woche ausfallen und trinken Sie stattdessen nach 17 Uhr nur noch Tee (Roiboos oder Kräutertees) oder Wasser. Ihr Körper dankt es Ihnen, denn
> *Sie reduzieren im Schlaf Ihr Gewicht,*
> *der Körper schüttet vermehrt die »Jungbleib-Hormone« Melatonin und STH aus,*
> *Sie fühlen sich am nächsten Tag erfrischt,*
> *Sie haben viel mehr Energie, weil Ihre Organe sich erholen konnten.*

Sandwich aus nahrhaften Zutaten, beispielsweise mit Salat, Tomaten, Zwiebeln, Oliven oder Thunfisch. Nach einem leichten Nachmittagssnack sollte das Abendessen auf keinen Fall zu spät und zu schwer sein. Statt fettreicher Käsebrote kann man zur Abwechslung auch ein leichtes Nudelgericht oder eine asiatische Gemüsesuppe wie im Rezept auf Seite 12 zubereiten.

7. Essen Sie weniger!

Das hat den Vorteil, dass Ihr »Motor« nicht ständig auf Hochtouren arbeiten muss. Das Resultat: Sie bleiben länger jung und Ihr Immunsystem ist fitter, da die Funktion der Lymphozyten angeregt wird. Außerdem fühlen Sie sich vitaler und sind leistungsfähiger, denn Ihnen steht mehr Energie zur Verfügung, die der Körper sonst für die Verdauung bereitstellen muss.

MEHR BEWEGUNG – WENIGER KALORIEN

Neben ausgewogener Ernährung geht es vor allem darum, den Alltag aktiver zu gestalten. Überlegen Sie sich, wo Sie bewusst mehr Bewegung in den Tag integrieren können. Was unternehmen Sie mit Freunden und der Familie? Lassen sich tägliche Wege vielleicht häufiger zu Fuß oder mit dem Fahrrad erledigen statt schnell mit Auto oder Bus? Auch

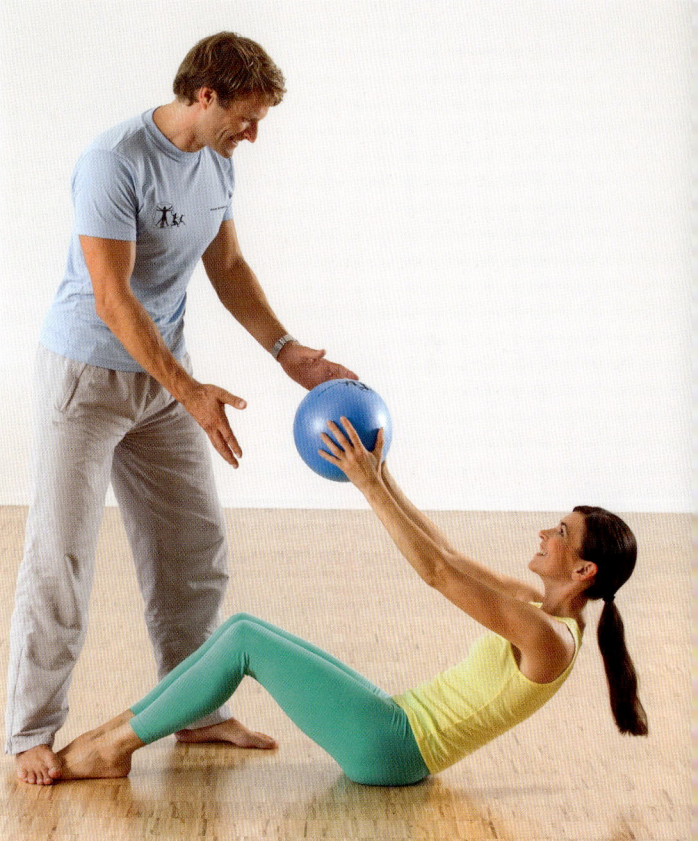

Bewegung hält nicht nur jung, sondern bringt auch gute Laune – vor allem zu zweit.

Frust oder Stress können durch Bewegung rascher abgebaut werden – wie wäre es also mit dem Nachhauseweg vom Job zu Fuß? Jede Form von Bewegung, vom Autowaschen bis hin zum Bügeln, unterstützt den Kalorienverbrauch!

Das sind die Gute-Figur-Quickies

Kleine, aber entscheidende Schritte bringen Sie Ihrem Ziel der Wunschfigur näher: Ausgesuchte Nahrungsmittel genussvoll zubereitet und zusätzlich gesteigerter Kalorienverbrauch durch die Gute-Figur-Quickies. Was Sie jetzt noch tun müssen? Regelmäßigkeit ist das Zauberwort! Planen Sie bewusst Ihre Auszeit mit den Gute-Figur-Quickies ein – wenige Minuten täglich genügen.

QUICKIES SIND SCHNELL UND EFFEKTIV

Eine Übungsfolge der Gute-Figur-Quickies besteht aus vier Wiederholungen bzw. aus acht, wenn Sie jeweils mit dem linken und rechten Arm bzw. Bein trainieren. Die Gute-Figur-Quickies fordern also wenig Zeit; jede Übung dauert nur 40 Sekunden. Durch die Kombination aus einer dynamischen und einer statischen Phase wirken sie meist viel intensiver, als es auf den ersten Blick scheint.

Tipps rund ums Training

> **Der Ort:** Die Gute-Figur-Quickies passen sich Ihrem Tagesablauf an. Sie können fast überall ausgeführt werden: Zu Hause, im Büro, im Urlaub oder unterwegs. Dabei können Sie auch einzelne Übungen wählen, die sich für einen Ort besonders eignen. z. B. eine Übung im Stehen fürs Büro.

> **Die Kleidung:** Achten Sie auf bequeme und atmungsaktive Kleidung wie T-Shirt und Jogginghose. Für das Training unterwegs oder im Büro sollten Sie einengende Kleidungsstücke ablegen oder lockern.

> **Die Ausrüstung:** Auf teure Ausrüstung wie Hanteln oder Maschinen wird hier bewusst verzichtet. Für Übungen, die am Boden ausgeführt werden, empfiehlt sich eine weiche Unterlage. Bei manchen Übungen trainiert man mit einer oder zwei Wasserflaschen. Wie viel Wasser in den Flaschen ist, hängt von Ihrem Fitnesslevel ab. Einige Übungen werden mit einem Handtuch bzw. Ballon oder einem weichen Ball ausgeführt.

DIE QUICKIES RICHTIG AUSGEFÜHRT – KURZANLEITUNG

Ab Seite 20 finden Sie die 34 Übungen, die die Grundlage für Ihr Training bilden. Sie können sich Ihr eigenes Trainingsprogramm zusammenstellen oder einzelne Übungen herausgreifen. Außerdem finden Sie ab Seite 88 fünf Übungsprogramme, um gleich loszulegen. Jede Übung besteht aus drei Phasen:

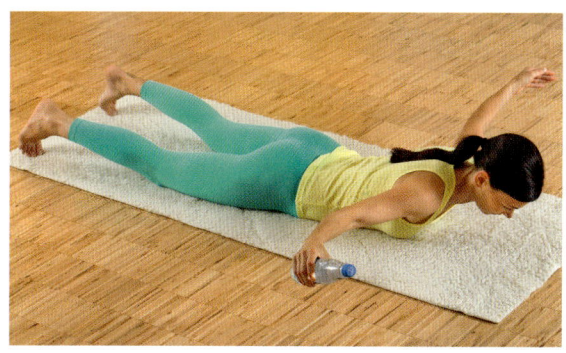

Ein Handtuch, zwei Flaschen – und los geht's mit den Gute-Figur-Quickies.

auf den Muskel aufrechtzuerhalten und das Muskelwachstum zu fördern, empfiehlt es sich bei einem fortgeschrittenen Fitnesslevel, die Anzahl der Wiederholungen zu erhöhen.

3. Die Relax-Phase: Der Abschluss der Übung dient der kurzen Entspannung, in der Sie die Augen schließen und tief durchatmen können.

1. Die dynamische Phase: Nach einer kurzen Beschreibung der Ausgangsposition, die auf Haltung und Atmung eingeht, folgt die dynamische Phase. Hier führen Sie vier langsame Wiederholungen aus. Damit das Muskeltraining besonders wirksam ist, empfiehlt es sich, sowohl die Aufwärtsbewegung (Kontraktion) als auch die Abwärtsbewegung (Streckung) sehr bewusst und langsam durchzuführen – jeweils vier Sekunden. Sie benötigen dafür nur 32 Sekunden!

2. Die statische Phase – Isometrik: Direkt nach den zeitlupenartigen Wiederholungen halten Sie die Muskelspannung noch einmal 8 Sekunden. Dabei sollte sich der Körper nicht bewegen – aber unbedingt tief weitergeatmet werden. Zusammen mit der dynamischen Phase benötigen Sie für die gesamte Übung nur 40 Sekunden. Um den Reiz

BITTE BEACHTEN

>> *Lesen Sie vor Beginn der Übungen die Beschreibung.*

>> *Auf den Fotos finden Sie meist die Ausgangsposition und die Durchführung der Übung. Beachten Sie auch den Kasten »Check Points – bitte beachten«, der zusätzliche Tipps enthält, um Fehler zu vermeiden.*

>> *Viele der Übungen trainieren zwei oder mehr Muskelgruppen; der Übersichtlichkeit halber ist jede Übung aber einer Hauptgruppe, wie Bauch oder Po, zugeordnet.*

>> *Die Gute-Figur-Quickies haben unterschiedliche Schwierigkeitsgrade. Zu jeder Übung ist daher vermerkt:*

▶ *leichte und sehr leichte Intensität,*

▶▶ *mittlere Intensität,*

▶▶▶ *hohe bis sehr hohe Intensität.*

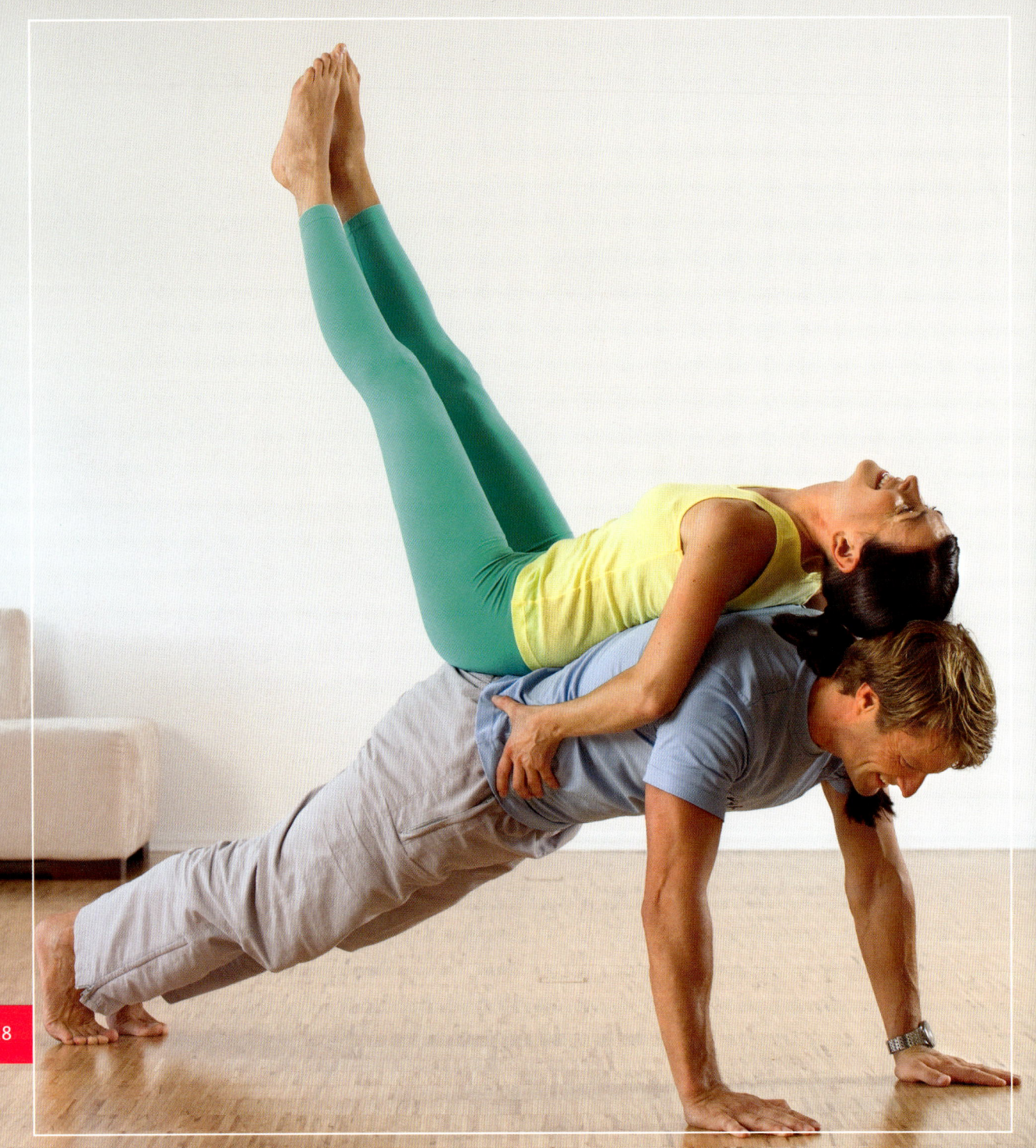

Los gehts!
Die besten Gute-Figur-Quickies

Bauch 1: STRENGTH PRESS

AUSGANGSSTELLUNG

> Diese Übung beginnen Sie in der Rückenlage. Die Beine liegen dabei ausgestreckt nebeneinander am Boden.
> Die Arme liegen über Ihrem Kopf gestreckt ebenfalls auf dem Boden. Dabei sollten Ihre Handinnenflächen nach unten zeigen.

DYNAMISCHE PHASE

> Beim Ausatmen spannen Sie die Bauchmuskulatur so stark wie möglich an. Die Lendenwirbelsäule wird gegen den Boden gedrückt. Die Handflächen drehen Sie soweit nach innen, dass nur die Fingerspitzen den Boden berühren. Beim Einatmen die Spannung etwas lösen.

STATISCHE PHASE

> Wenn Sie bei der letzten Wiederholung ausatmen, spannen Sie die Bauchmuskulatur noch einmal ganz bewusst an und drücken die Lendenwirbelsäule gegen den Boden. Halten Sie diese Stellung für acht Sekunden.

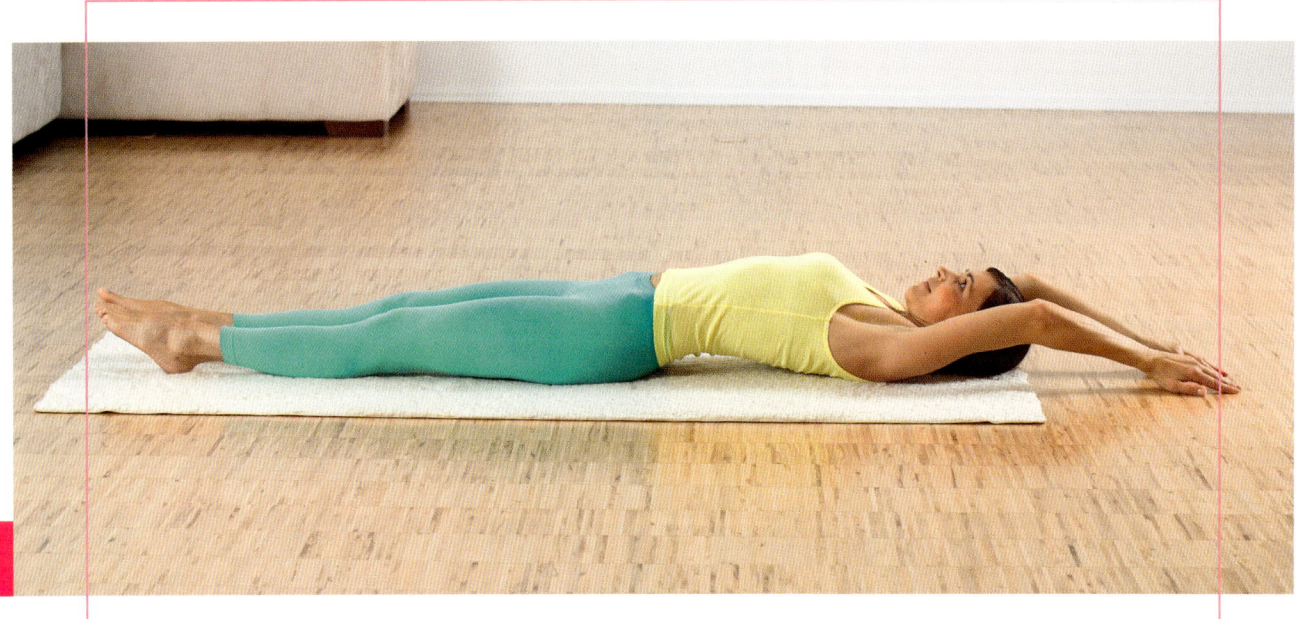

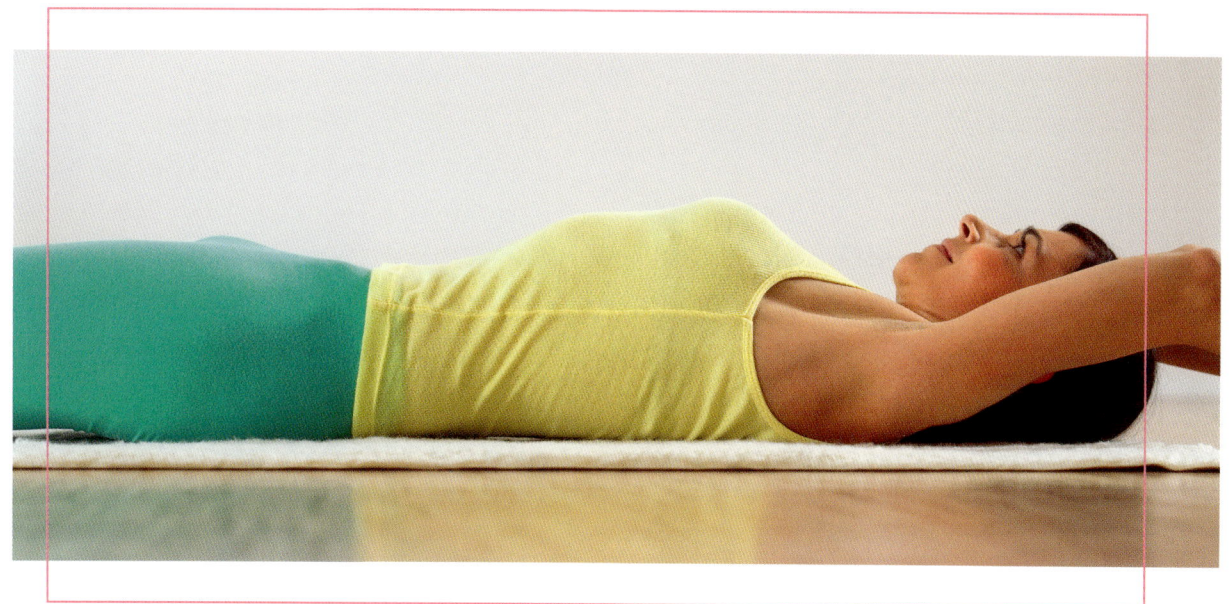

RELAX-PHASE

> Lösen Sie die Spannung in Armen und Beinen. Stellen Sie Ihre Füße auf und strecken Sie die Arme abwechselnd nach vorne aus.

> Bewegen Sie die Beine locker hin und her oder lassen Sie sie einmal zur linken und zur rechten Seite sinken.

> Atmen Sie auch weiterhin tief ein und aus. Machen Sie einige Augenblicke Pause, bevor Sie die Übung wiederholen.

Check Points – bitte beachten

>> *Achten Sie darauf, dass Ihre Arme durchgestreckt bleiben, besonders während Sie die Bauchmuskulatur anspannen.*

>> *Die Finger sollen während der Übung den Boden berühren*

>> *Atmen Sie bewusst ein und aus.*

Bauch 2: BELLY CROSS CURL

> Für diese Übung legen Sie sich auf den Rücken. Vorher sollten Sie sich mit einem gefalteten Handtuch unter dem Becken stützen. Ihre Arme liegen seitlich auf dem Boden. Sie dienen der Stabilisierung des Rückens und helfen, die Balance zu halten. Gleichzeitig intensivieren sie die Übung.

> Die Füße winkeln Sie an und stellen sie auf den Boden. Ziehen Sie dann den rechten Oberschenkel zum Oberkörper.

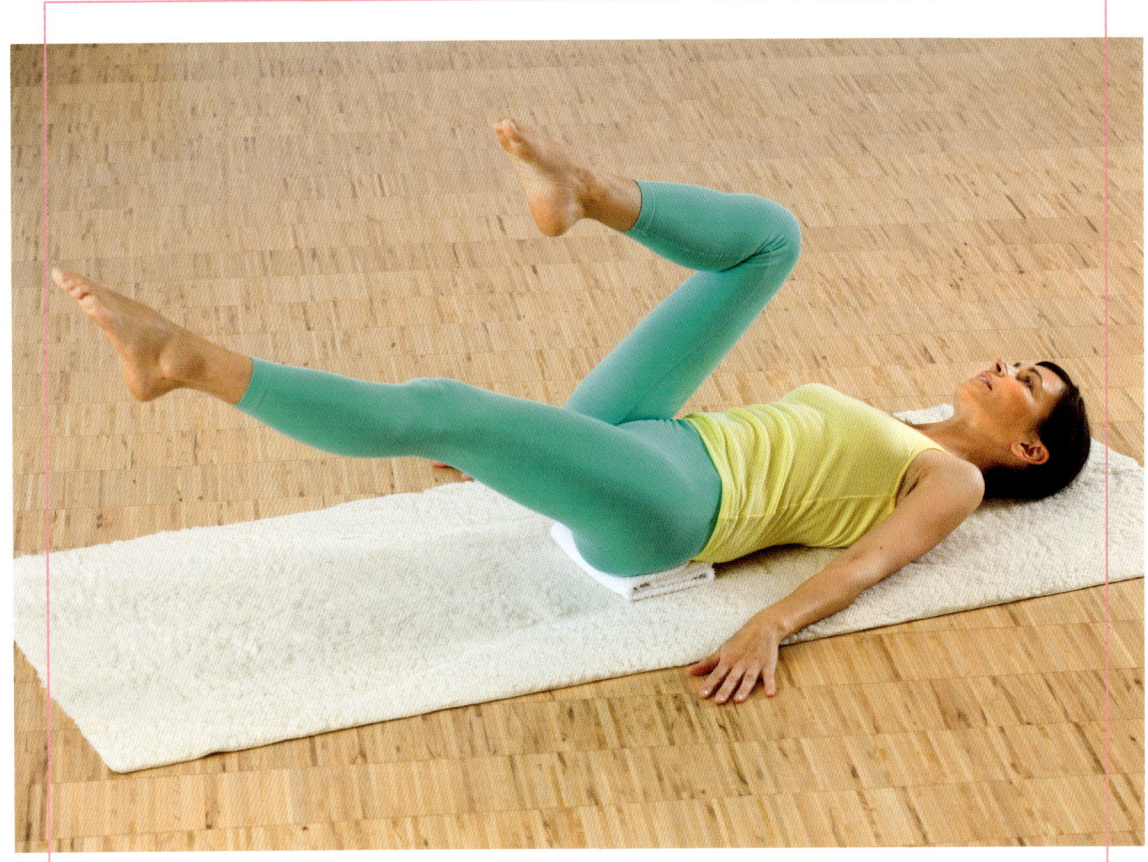

DYNAMISCHE PHASE

> Beim Ausatmen wird die Bauchmuskulatur angespannt und der linke Oberschenkel schräg nach vorne durchgestreckt.

> Beim Einatmen strecken Sie beide Beine Richtung Decke. Sie sollten durchgestreckt sein und eng nebeneinander stehen.

> Beim Ausatmen wird der linke Oberschenkel an Ihren Oberkörper geführt und das rechte Bein nach vorne ausgestreckt.

> Beim Einatmen gehen wieder beide Beine gerade nach oben zur Decke.

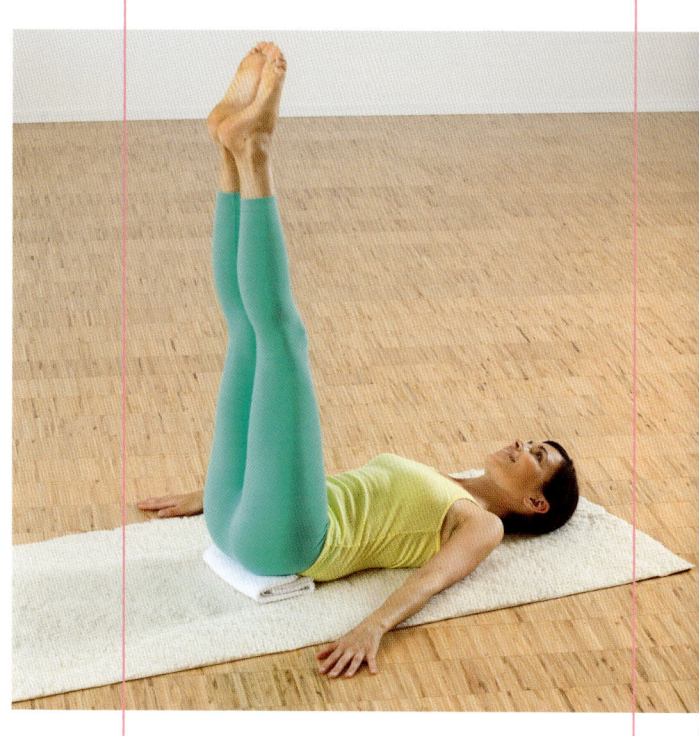

STATISCHE PHASE

> Halten Sie bei der letzten Wiederholung einen Oberschenkel nah am Oberkörper und die Bauchmuskulatur nochmals acht Sekunden angespannt. Atmen Sie in dieser statischen Phase weiterhin tief ein und aus.

RELAX-PHASE

> Stellen Sie die Füße auf den Boden und legen Sie den Oberkörper ab. Strecken Sie sich ein paar Mal und atmen Sie dabei tief durch. Danach wiederholen Sie die Übung.

Bauch 3: BELLY SIDE LIFT (mit Ballon)

AUSGANGSSTELLUNG

> Sie beginnen die Übung in der Seitenlage auf der linken Hüfte liegend. Der Kopf wird von Ihrem linken Arm abgestützt. Den rechten Arm winkeln Sie an und setzen ihn vor den Oberkörper auf dem Boden ab. Ihre Oberschenkel liegen übereinander und sind leicht angewinkelt.

> Klemmen Sie nun einen weichen Ballon oder Ball zwischen die Knie und pressen Sie diesen zusammen. Dadurch wird ein leichter, konstanter Druck auf den Ballon ausgeübt, den Sie während der gesamten Übung aufrechterhalten.

Check Points – bitte beachten

>> *Besonders wichtig, wie bei jeder Bauchübung, ist hier die Atmung. Beim Anheben der Oberschenkel immer ausatmen.*

>> *Überfordern Sie sich am Anfang nicht bei dieser Bauchübung. Lieber wenige Wiederholungen und diese bewusst und sauber ausführen.*

>> *Achten Sie auf Ihre Beckenstellung. Es sollte senkrecht zum Boden zeigen und eine gerade Linie mit dem Rücken bilden.*

DYNAMISCHE PHASE

> Sie atmen aus und spannen dabei Ihre Bauchmuskulatur an. Die Beine führen Sie seitlich nach oben, soweit, wie es für Sie noch angenehm ist. Die Knie halten dabei den Ballon und üben weiterhin einen leichten Druck aus.

> Beim Einatmen senken Sie die Oberschenkel wieder, ohne die Bauchspannung zu lösen.

> Beim nächsten Ausatmen bewegen Sie Ihre Beine wieder nach oben. Steigern können Sie die Übung, wenn Sie die Oberschenkel im Laufe der Zeit höher anheben und den Druck auf den Ballon verstärken.

STATISCHE PHASE

> Halten Sie die Beine bei der letzten Wiederholung angehoben und üben Sie für acht Sekunden einen verstärkten Druck auf den Ballon aus. Atmen Sie in dieser statischen Haltung ruhig und tief weiter; halten Sie den Atem keinesfalls an.

RELAX-PHASE

> Lassen Sie Ihre Beine auf den Boden sinken, genauso wie den Kopf. Er soll auf Ihrem linken Arm ruhen. Für einige tiefe Atemzüge bleiben Sie entspannt in der Seitenlage, bevor Sie sich umdrehen und die Übung auf der anderen Seite wiederholen.

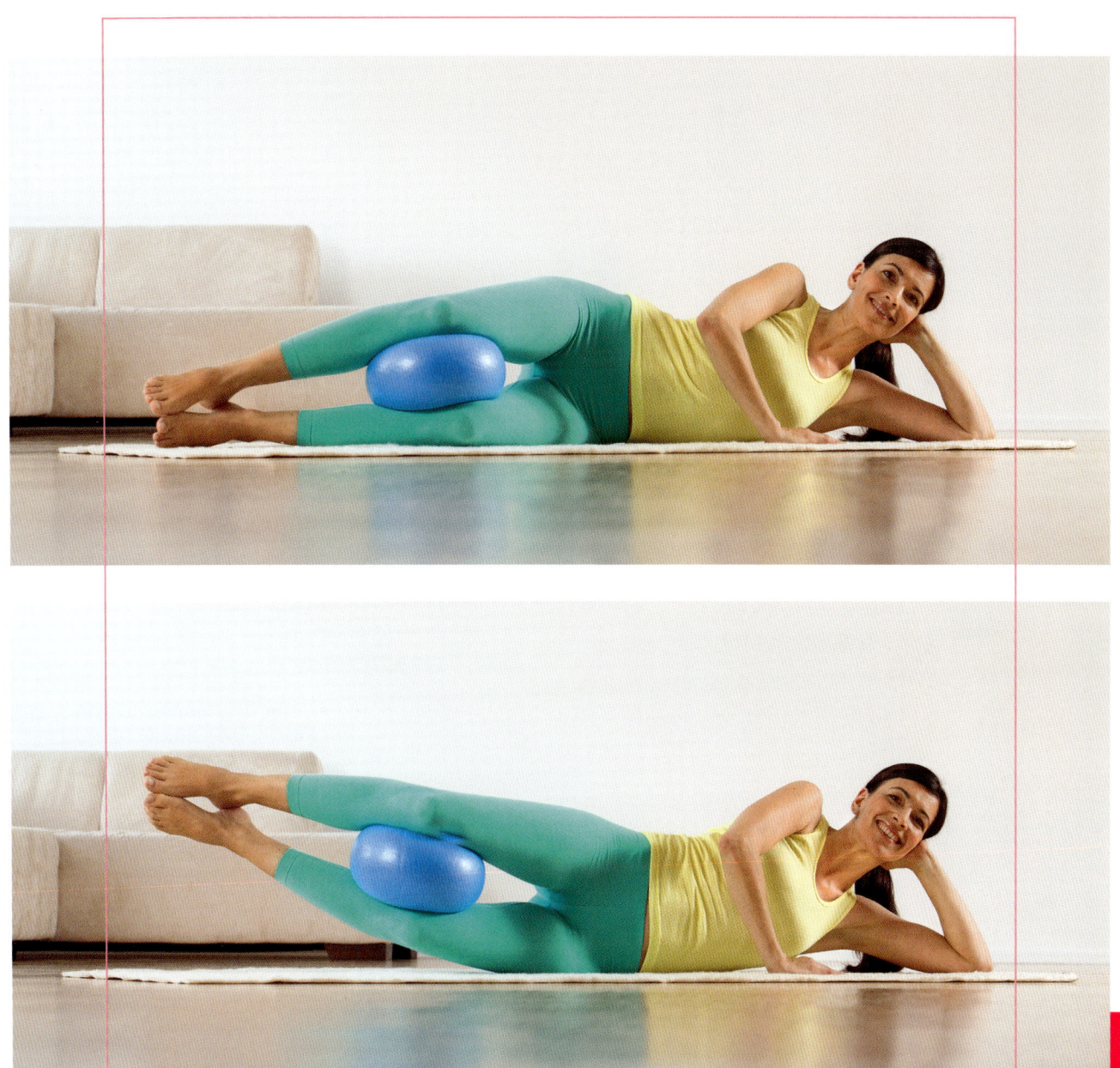

Bauch 4: TWISTED CRUNCH (mit Ballon)

▶ AUSGANGSSTELLUNG

> Starten Sie diese Übung im Sitzen. Lehnen Sie sich zurück und platzieren Sie einen Ballon zwischen Boden und Rücken. Das A und O dieser effektiven Bauchübung, die noch dazu den Rücken schont, ist die richtige Platzierung des Ballons. Er soll genau zwischen Ihren Schulterblättern liegen, also im oberen Rückenabschnitt.

Check Points – bitte beachten

>> Achten Sie darauf, den Ballon zwischen den Schulterblättern zu platzieren. Halten Sie Ihren Rücken dabei rund.

>> Auf die richtige Atmung kommt es an: Wenn Sie nach vorne kommen, atmen Sie aus.

>> Trotz der schrägen Lage auf dem Ballon sollen Sie Ihren Oberkörper nicht zu stark verdrehen. Das Becken bleibt in einer neutralen Position und bewegt sich nicht mit.

>> Bei der seitlichen Drehung des Oberkörpers ist es wichtig, den jeweiligen Ellenbogen außen zu halten und leicht zum Boden zu neigen, damit der Oberkörper sich nicht zu weit dreht.

> Die Arme verschränken Sie am Hinterkopf oder legen beide Handflächen an den Hinterkopf. Dabei neigt sich der Kopf leicht nach vorne. Es sollte dabei immer in etwa eine Faustbreite Platz zwischen Kinn und Brustbein bleiben. Die Ellenbogen zeigen nach außen.

DYNAMISCHE PHASE

> Durch Drehen Ihres Oberkörpers neigen Sie sich so weit zur linken Seite, dass Ihr linkes Schulterblatt auf dem Ballon zu liegen kommt. Der rechte Arm wird nach vorne gestreckt, zwischen Ihre Oberschenkel.

> Beim Ausatmen geht Ihr Arm noch weiter nach vorne und kommt gleichzeitig mit dem Oberkörper wieder hoch.

> Einatmend kommen Sie zurück in die Ausgangsposition, bleiben aber seitlich auf dem Ballon. Dabei immer die Bauchspannung halten und einen runden Rücken machen.

STATISCHE PHASE

> Während der letzten Wiederholung halten Sie Ihren ausgestreckten Arm am höchsten Punkt zwischen den Oberschenkeln. Achten Sie bewusst auf die Bauchspannung und halten Sie diese Stel-

lung noch einmal acht Sekunden. Atmen Sie in
dieser statischen Haltung tief weiter und halten
Sie den Atem keinesfalls an.

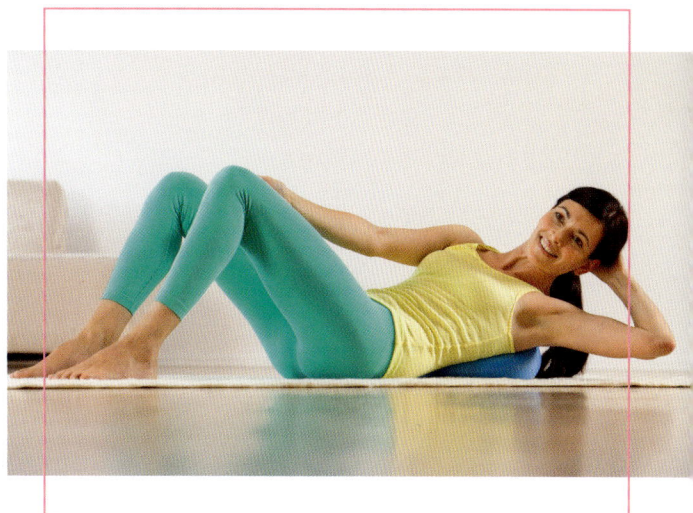

RELAX-PHASE

> Lassen Sie Ihren Oberkörper langsam nach hinten
auf dem Ballon zur Ruhe kommen und strecken
Sie Ihre Arme über Ihrem Kopf aus, so dass sich Ihr
gesamter Oberkörper mitdehnt. Machen Sie eine
kurze Pause, bevor Sie die Übung mit dem anderen
Arm ausführen.

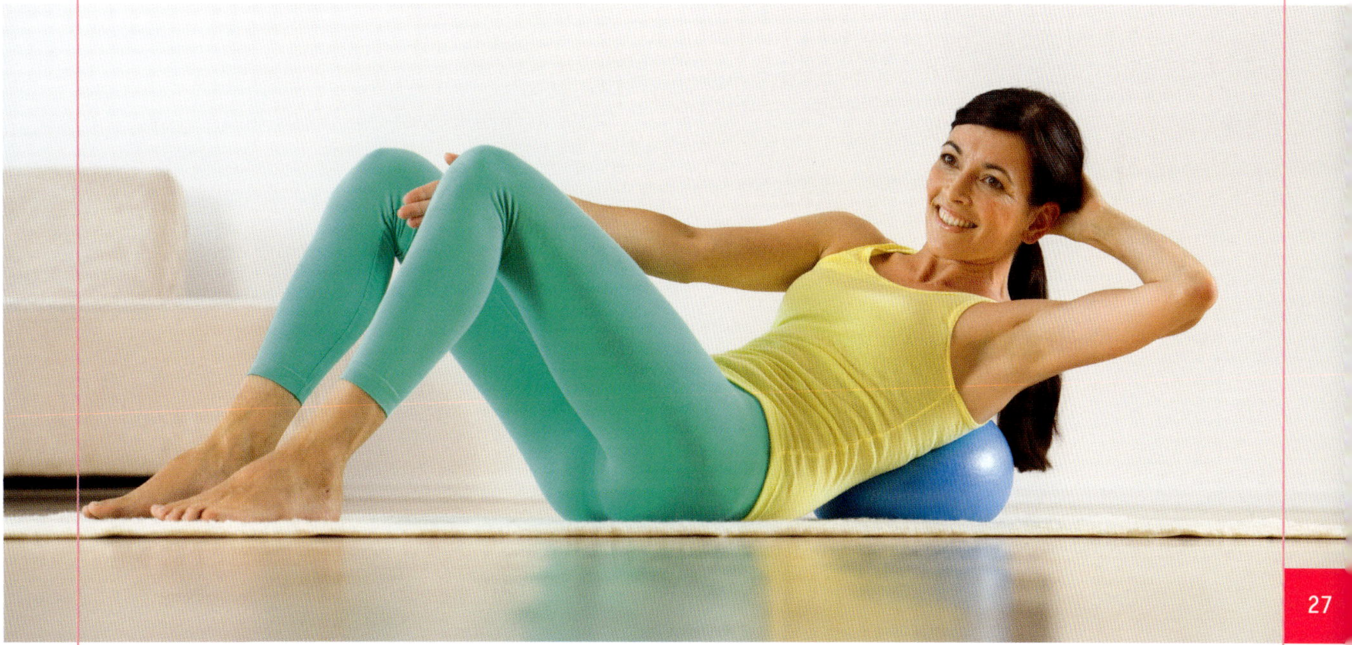

Bauch 5: BELLY SIDE CURL

AUSGANGSSTELLUNG

> Sie beginnen die Übung in der Seitenlage auf der rechten Seite. Heben Sie den Oberkörper leicht an und stützen Sie sich dabei mit dem rechten Arm ab. Die Beine liegen leicht angewinkelt übereinander am Boden.

> Richten Sie Ihren Oberkörper weiter auf. Der linke Arm ist gerade durchgestreckt und zeigt in Richtung der Füße. Die angewinkelten Knie werden leicht vom Boden angehoben. Sie haben nur mit der Fußaußenkante des rechten Fußes Bodenkontakt. Mit dieser Übung wird besonders die schräge und seitliche Bauchmuskulatur trainiert. Außerdem werden Sie schnell merken, wie gut die jeweilige Körperseite ausbalanciert ist.

DYNAMISCHE PHASE

> Beim Ausatmen bewegen sich Oberkörper und angewinkelte Beine gleichzeitig aufeinander zu, wie bei einem Klappmesser. Der Unterschied liegt darin, dass Sie hierbei die Balance halten müssen und das Becken gerade halten. Dabei dienen die ausgestreckten Fingerspitzen der linken Hand als Anhaltspunkt. Sie sollten sich in Richtung der Füße bewegen oder – noch besser – die Fußsohlen berühren.

Check Points – bitte beachten

>> *Führen Sie nur so viele Wiederholungen aus, wie es für Sie angenehm ist.*

>> *Halten Sie während der Übung die Bauchmuskulatur möglichst angespannt.*

>> *Bringen Sie die Fingerspitzen zu den Fußsohlen.*

>> *Halten Sie mit dem Becken die Balance, ohne nach hinten oder vorne wegzukippen.*

>> *Halten Sie Ihre Füße geschlossen.*

>> *Atmen Sie während der Aufwärtsbewegung aus.*

> Beim Einatmen lösen Sie die Position wieder und gehen mit dem Körper zurück in die Ausgangsstellung. Beim Ausatmen bringen Sie den Oberkörper und die Beine erneut zusammen.

STATISCHE PHASE

> Wenn Sie das letzte Mal ausatmend nach oben kommen und sich Oberkörper und Oberschenkel berühren, halten Sie diese Position noch einmal acht Sekunden. Atmen Sie in dieser statischen Haltung tief weiter und halten Sie den Atem keinesfalls an. Führen Sie die Übung anschließend auf der anderen Seite aus.

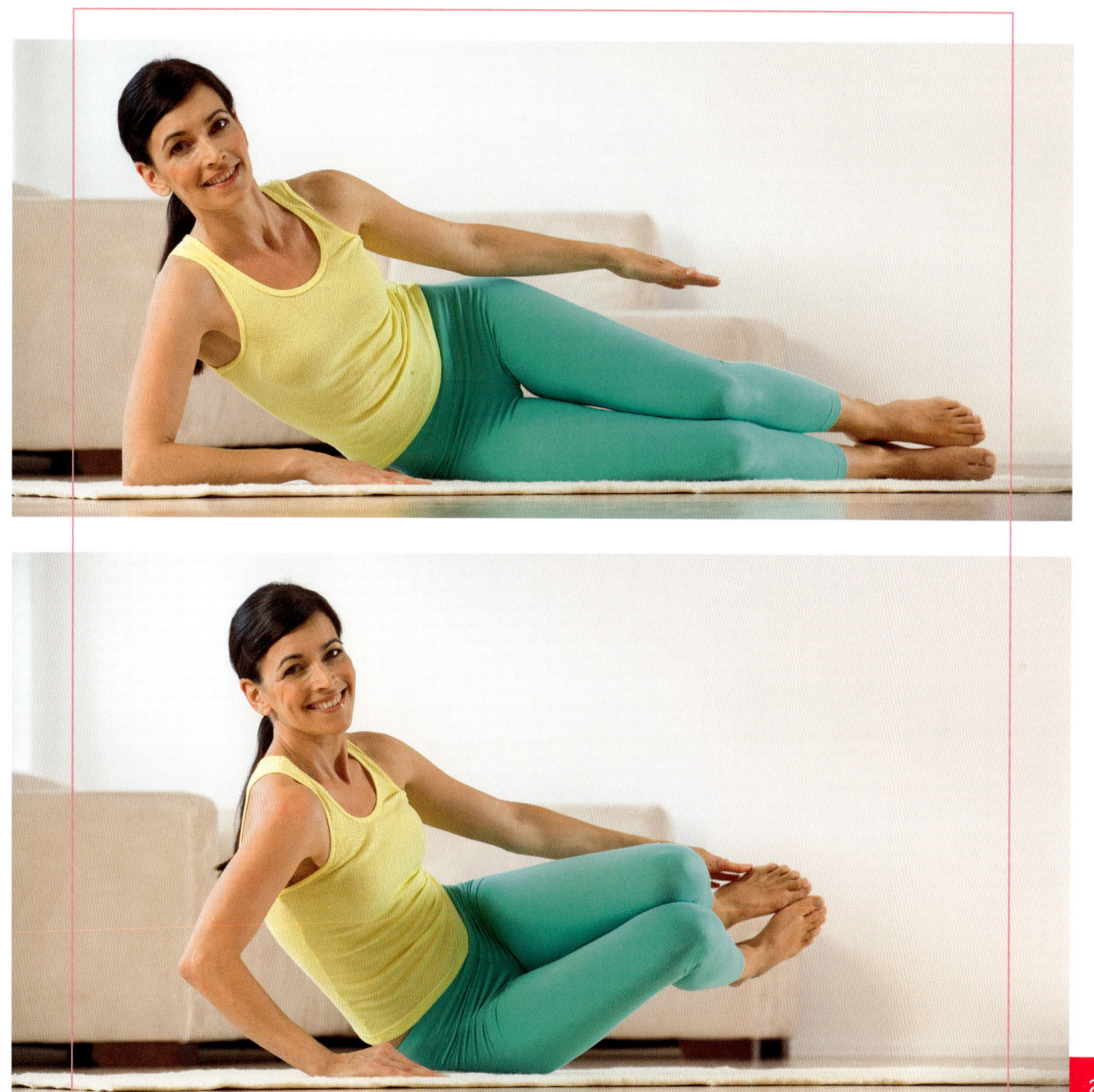

Bauch 6: BELLY TWIST (mit Ballon)

AUSGANGSSTELLUNG

> Sie beginnen diese Übung in der Rückenlage. Zuerst legen Sie den Ballon unter Ihr Becken. Er soll nicht unter Ihrer Lendenwirbelsäule liegen! Um die Balance zu halten, strecken Sie die Arme lang zur Seite aus.

> Ziehen Sie die Beine im rechten Winkel zu Ihrem Oberkörper heran. Die Bauchmuskulatur ist dabei angespannt.

DYNAMISCHE PHASE

> Während Sie einatmen, neigen Sie die Oberschenkel langsam und gleichmäßig zur linken Seite. Die Beine bleiben dabei geschlossen.

> Beim Ausatmen führen Sie sie wieder in die Ausgangsposition zurück.

> Beim nächsten Einatmen neigen sich die Oberschenkel zur rechten Seite hinüber. Im Wechsel führen Sie nun diese Bewegung synchron zu Ihrer

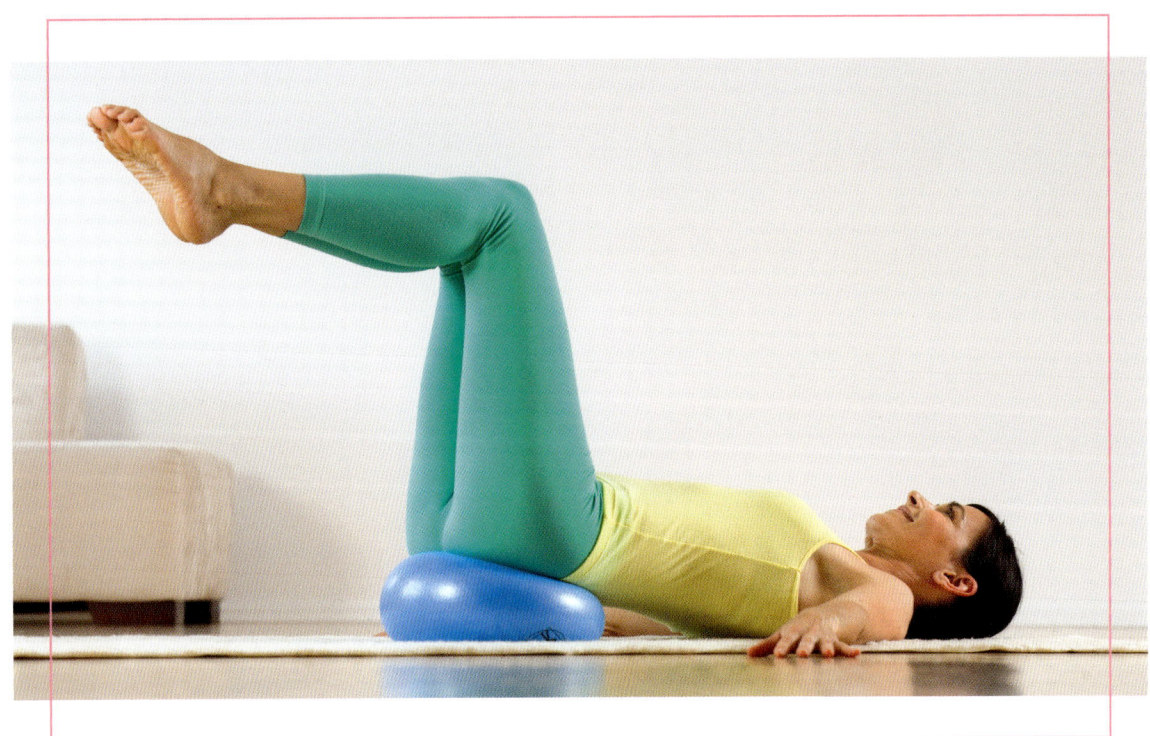

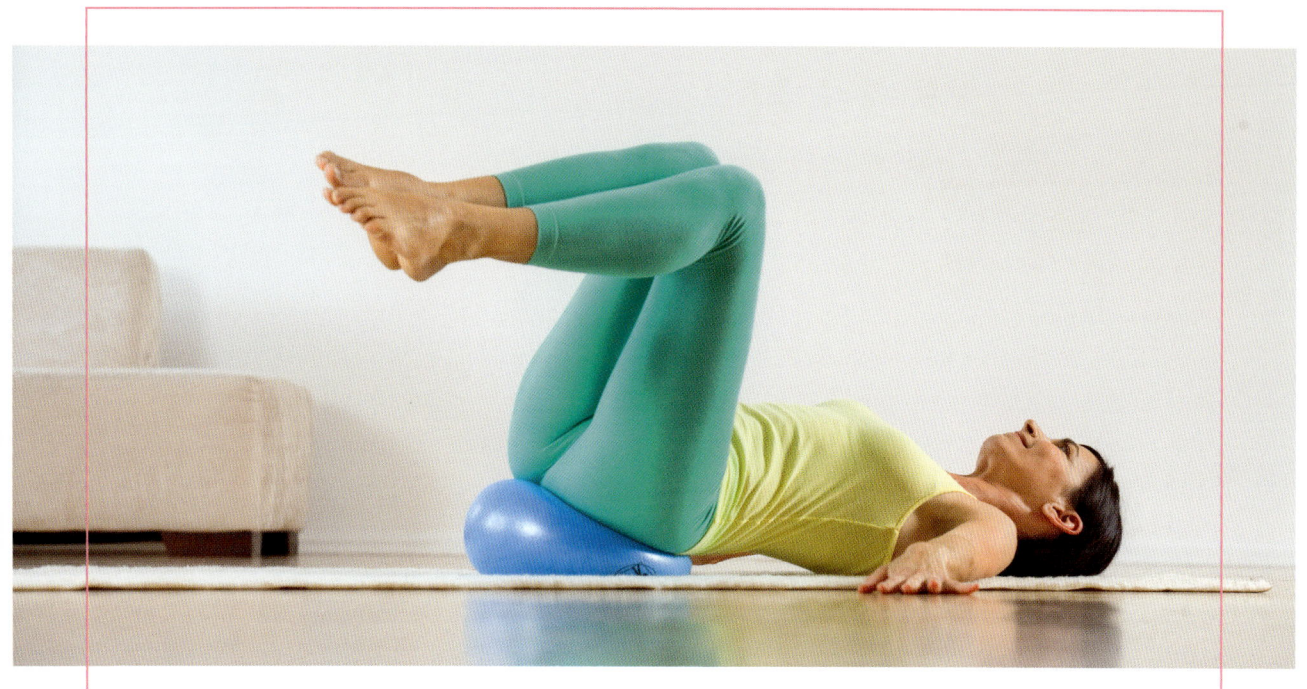

Check Points – bitte beachten

>> *Halten Sie während der gesamten Übung die Bauchspannung.*

>> *Das Hin- und Herneigen immer synchron zur Atmung ausführen.*

>> *Platzieren Sie die Arme seitlich im 45°-Winkel, die Handflächen bleiben am Boden.*

>> *Halten Sie die Oberschenkel zum Oberkörper in einem 90°-Winkel.*

>> *Achten Sie auf die richtige Positionierung des Ballons: nicht unter der Lendenwirbelsäule, sondern unter dem Becken!*

Atmung aus. Um die Übung zu verstärken, kann mit der Zeit der Neigungswinkel der Beine erhöht werden.

STATISCHE PHASE

> Halten Sie die Beine bei der letzten Wiederholung acht Sekunden in der seitlichen Position, ungefähr im 45°-Winkel angehoben. Atmen Sie in dieser statischen Haltung tief weiter und halten Sie den Atem keinesfalls an.

> Dann wiederholen Sie die Übung nach einer kurzen Erholungsphase nochmals auf der anderen Seite und halten weitere acht Sekunden die Beine seitlich angehoben.

Bauch 7: BELLY FOR POWER

AUSGANGSSTELLUNG

> Sie sitzen entspannt mit leicht angewinkelten Beinen auf dem Boden. Senken Sie den Oberkörper leicht nach hinten ab. Achten Sie darauf, dass Sie dabei Ihren Rücken rund machen und den Bauch anspannen.

> Der linke Oberschenkel wird angewinkelt und leicht zum Oberkörper gezogen. Jeweils links und rechts vom angewinkelten Oberschenkel strecken Sie Ihre Arme in Richtung der Füße aus. Die Handflächen zeigen zueinander.

DYNAMISCHE PHASE

> Beim Ausatmen bewegen sich Oberkörper und linker Oberschenkel aufeinander zu. Der äußerste Punkt ist erreicht, wenn sich Oberschenkel und Oberkörper berühren. Während des Einatmens rollen Sie sich mit rundem Rücken zurück in die Ausgangsposition, ohne die Bauchspannung dabei zu lösen.

> Die Übung kann gesteigert werden, indem die rechte Handfläche die Fußinnenkante berührt oder umschließt, ohne sie festzuhalten.

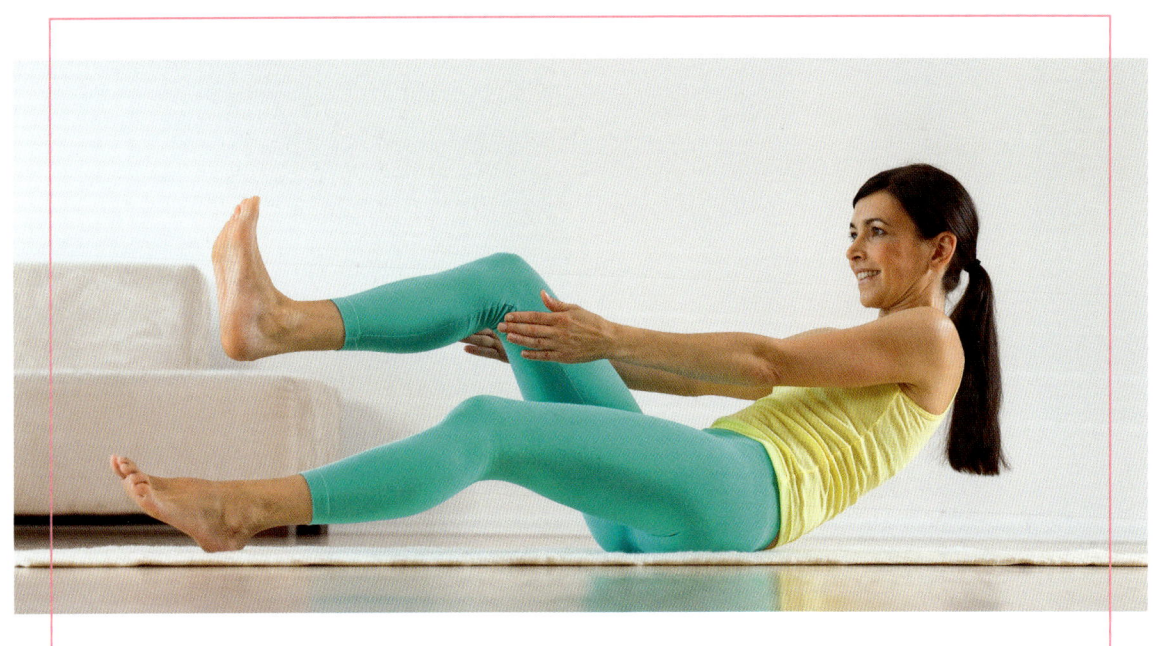

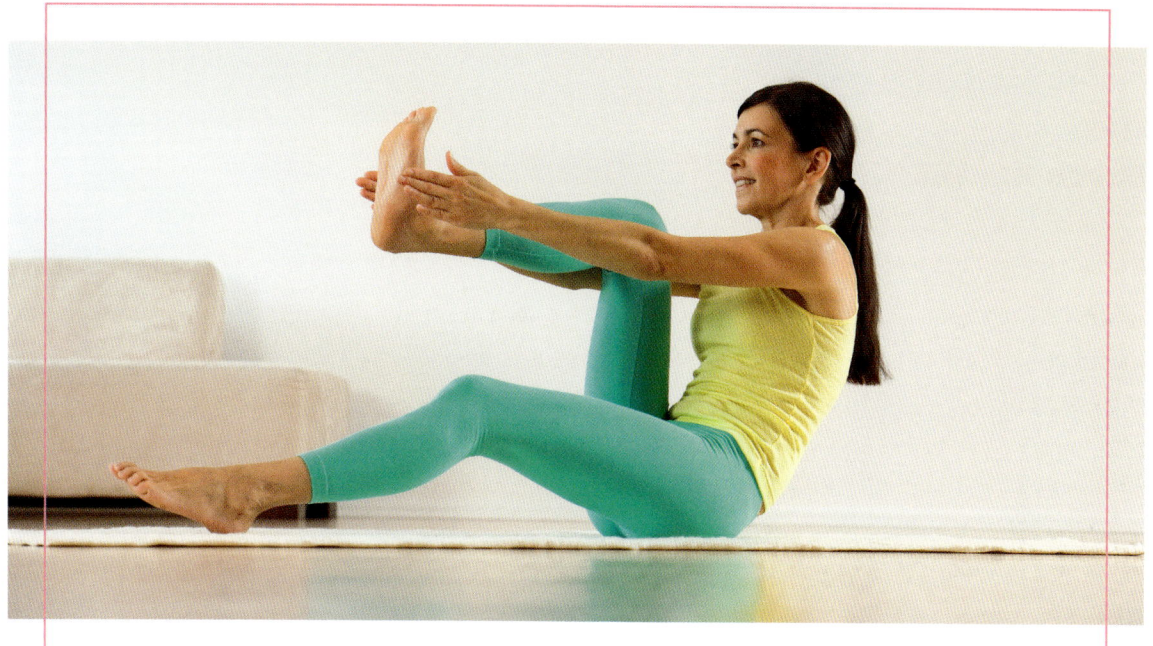

> Vereinfachen lässt sich die Übung, indem Sie mit einer Hand unterstützend unter die linke Kniekehle greifen und so den Oberschenkel zu sich heranziehen.

Check Points – bitte beachten

>> Achten Sie während der gesamten Übung auf einen runden Rücken und eine angespannte Bauchmuskulatur.
>> Atmen Sie während der Aufwärtsbewegung des Oberkörpers immer aus.
>> Die Übung sollte langsam und konzentriert ausgeführt werden.

STATISCHE PHASE

> Bei der letzten Wiederholung halten Sie Ihren Oberschenkel am Oberkörper und umfassen – wenn es Ihnen möglich ist – mit der Hand den Fuß, aber halten Sie ihn nicht fest! Bleiben Sie noch einmal acht Sekunden in dieser Position. Atmen Sie tief weiter und halten Sie den Atem keinesfalls an.

RELAX-PHASE

> Strecken Sie die Beine aus, während Sie mit aufrechtem Oberkörper sitzen. Die Arme dienen Ihnen als Stütze. Schütteln Sie die Beine leicht aus. Atmen Sie dabei tief durch. Danach wiederholen Sie die Übung mit dem anderen Bein.

Bauch 8: JACK KNIFE CRUNCH (mit Ballon)

AUSGANGSSTELLUNG

> Diese Übung beginnen Sie in der Rückenlage. Winkeln Sie dabei Ihre Beine an und ziehen Sie sie zum Brustkorb.

> Nehmen Sie den Ballon in eine Hand und strecken Sie Ihre Beine diagonal nach oben. Dabei sind die Beine geschlossen und die Füße gestreckt.

DYNAMISCHE PHASE

> Beim Ausatmen heben Sie den Oberkörper so weit wie möglich zu den Oberschenkeln. Den Ballon halten Sie in der linken Hand und führen ihn bei dieser Aufwärtsbewegung zu den Beinrückseiten. Dort übergeben Sie den Ballon in Ihre rechte Hand.

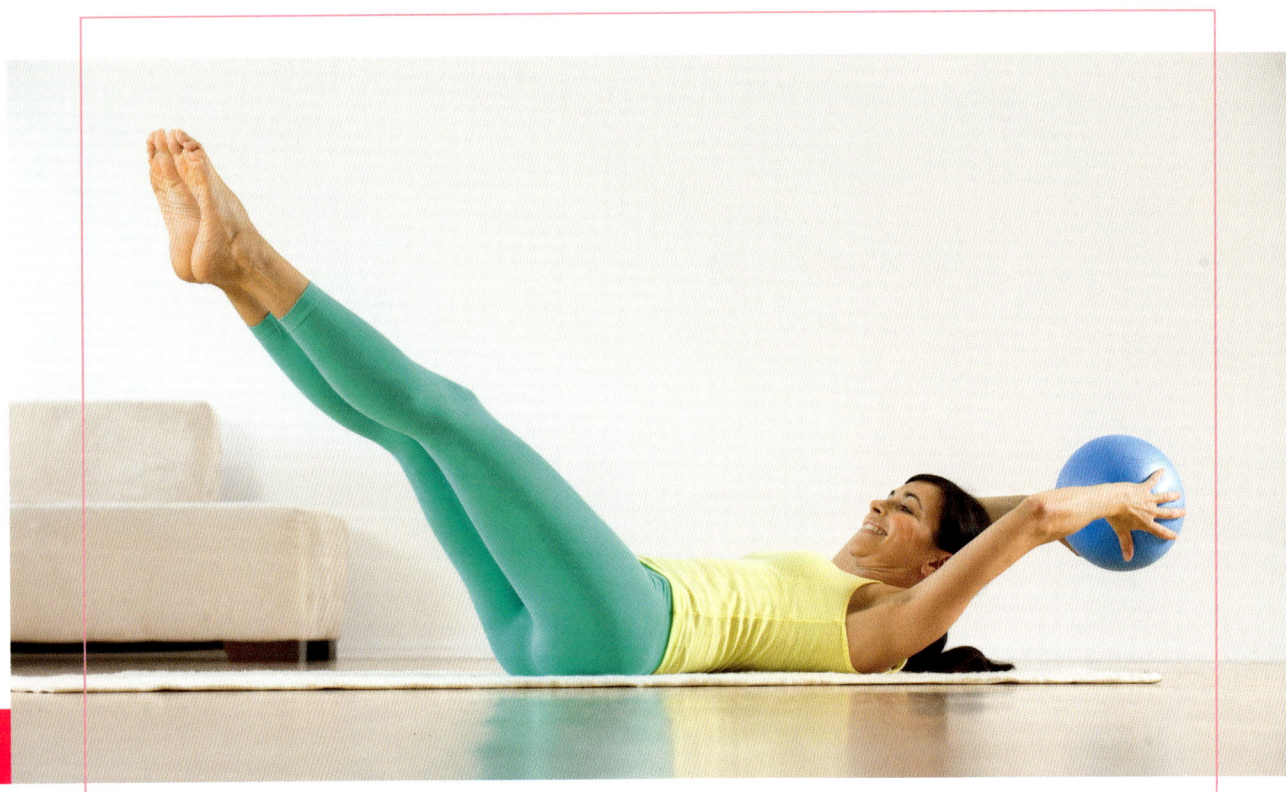

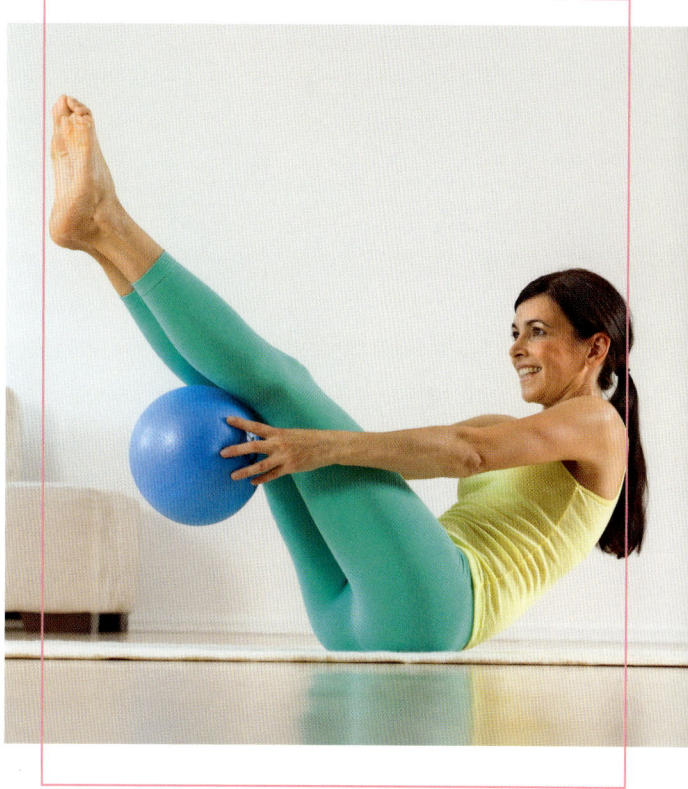

> Einatmend sinken Sie zurück in die Ausgangs-
position. Dabei führen Sie den Ballon mit Ihrer
rechten Hand zum Hinterkopf und übergeben ihn
an die linke Hand. So entsteht eine Kreisbewegung.

> Beim Ausatmen berühren sich Ihr Oberkörper
und Ihre Oberschenkeln fast, und der Ballon wird
wieder auf den Beinrückseiten an die andere Hand
übergeben. Beim Zurücksinken führen Sie den
Ballon wieder zum Hinterkopf, wo er erneut die
Hand wechselt.

STATISCHE PHASE

> Wenn Sie den Ballon ein letztes Mal hinter den
Kniekehlen in die andere Hand übergeben wollen,
halten Sie diese Position noch einmal acht Sekunden. Atmen Sie in dieser statischen Haltung ruhig
weiter. Halten Sie den Atem keinesfalls an.

RELAX-PHASE

> Dehnen Sie den gesamten Körper am Boden lie-
gend. Die Arme legen Sie dazu ausgestreckt über
dem Kopf am Boden ab. Atmen Sie für einen kurzen
Moment tief ein, bevor Sie die Übung noch einmal
wiederholen.

Oberkörper: STRENGTH WORK (mit Ballon)

AUSGANGSSTELLUNG

> Nehmen Sie eine bequeme und aufrechte Standposition ein. Die Füße stehen hüftbreit auseinander, die Knie sind leicht gebeugt. Spannen Sie auch die Pomuskulatur leicht an. Die Arme hängen seitlich am Körper.

> Nehmen Sie einen Ballon in die rechte Hand. Spannen Sie die Muskeln in Armen und Schultergürtel bewusst an. Mit dieser leichten Übung trainieren Sie den gesamten Oberkörper.

Check Points – bitte beachten

>> *Achten Sie darauf, dass Sie gleichmäßig kreisen und dabei immer schneller werden. Wechseln Sie ca. alle 30 Sekunden die Richtung.*

>> *Die Beine sollten leicht gebeugt sein, das Becken bewusst aufgerichtet und während der Bewegung nicht bewegt werden.*

>> *Halten Sie die Schultern hinten und möglichst tief.*

>> *Die Arme weisen während der gesamten Übung ausgestreckt zum Boden, und die Spannung im Oberkörper wird gehalten.*

DYNAMISCHE PHASE

> Während Sie tief ein- und ausatmen, lassen Sie den Ballon um Ihren Oberkörper kreisen, und zwar so nah wie möglich um das Becken herum.

> Sie führen den Ballon zuerst mit dem rechten ausgestreckten Arm vor den Oberkörper. Dort übergeben Sie ihn an den linken Arm, der ihn hinter den Rücken führt. In Höhe der Lendenwirbelsäule findet dann wieder eine Übergabe statt.

> Die Bewegung wird anfangs langsam und fließend ausgeführt. Mit der Zeit sollten Sie das Tempo erhöhen und schließlich immer schneller die Arme um den Körper kreisen lassen.

STATISCHE PHASE

> Frieren Sie die Bewegung ein: Halten Sie den Ball jeweils an der linken und rechten Körperseite mit gestrecktem Arm für einige Sekunden.

> Dann den Ball hinter dem Rücken und vor dem Oberkörper einige Sekunden halten. Das Ein- und Ausatmen in dieser Phase nicht vergessen.

RELAX-PHASE

> Schütteln Sie die Arme seitlich aus. Sie können sie auch über dem Kopf zur Decke strecken und sich dehnen. Atmen Sie dabei tief ein und aus.

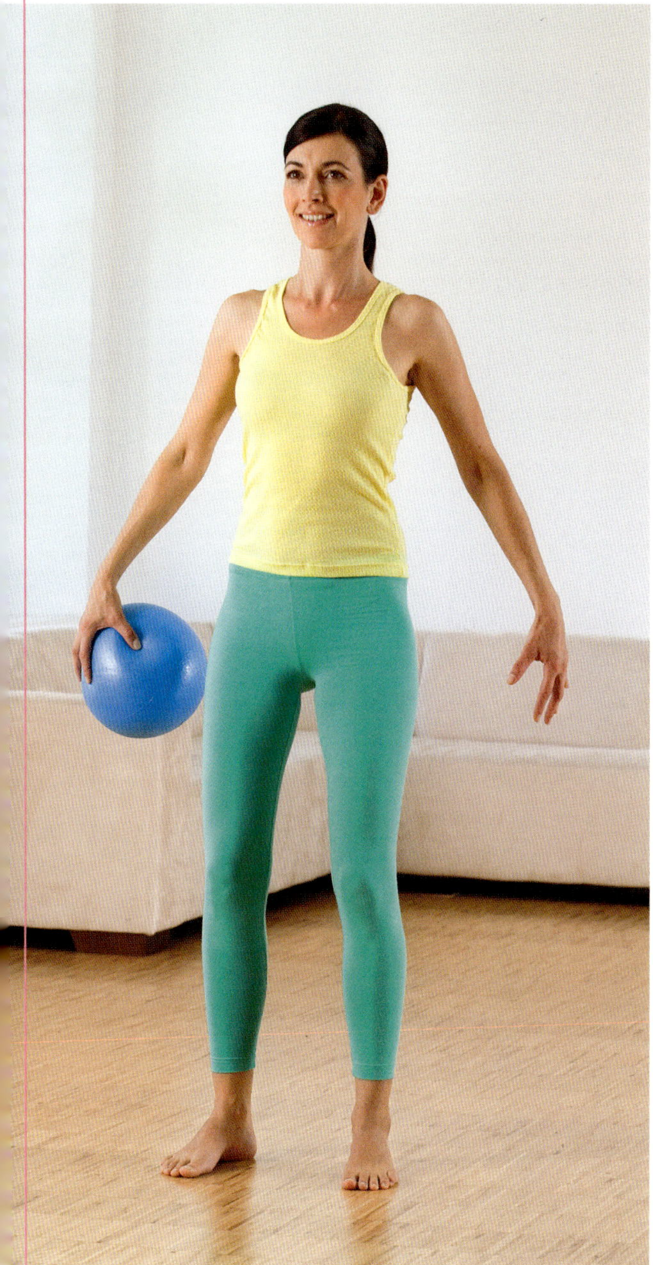

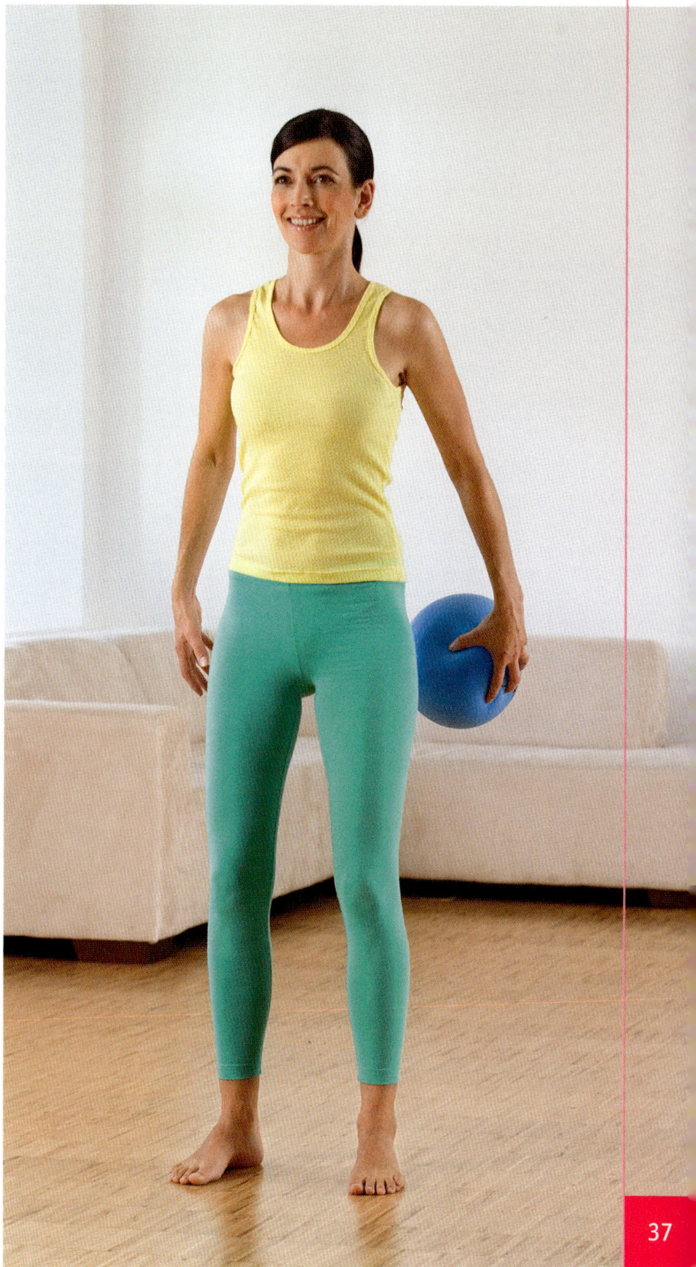

Arme 1: BIZEPS CURL

AUSGANGSSTELLUNG

> Für diese Übung benötigen Sie eine Wasserflasche sowie einen Stuhl. Setzen Sie sich auf den Stuhl. Die Oberschenkel sind dabei weit geöffnet und Ihr Oberkörper neigt sich nach vorne. Legen Sie Ihren rechten Ellenbogen auf die Innenseite des rechten Oberschenkels.

> Die Wasserflasche wird von der rechten Hand fest umschlossen. Mit der linken Hand können Sie sich auf dem anderen Oberschenkel abstützen.

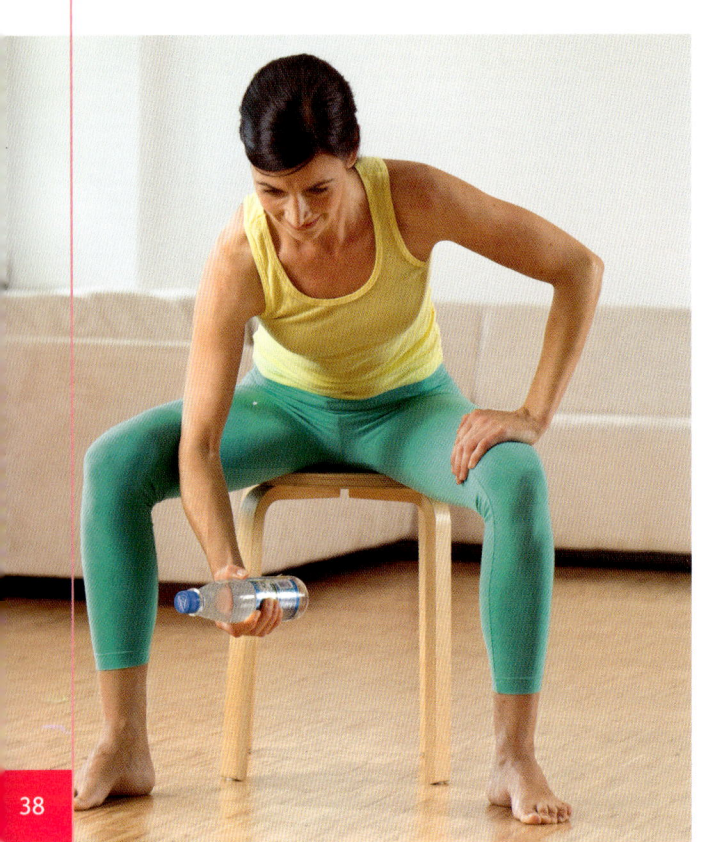
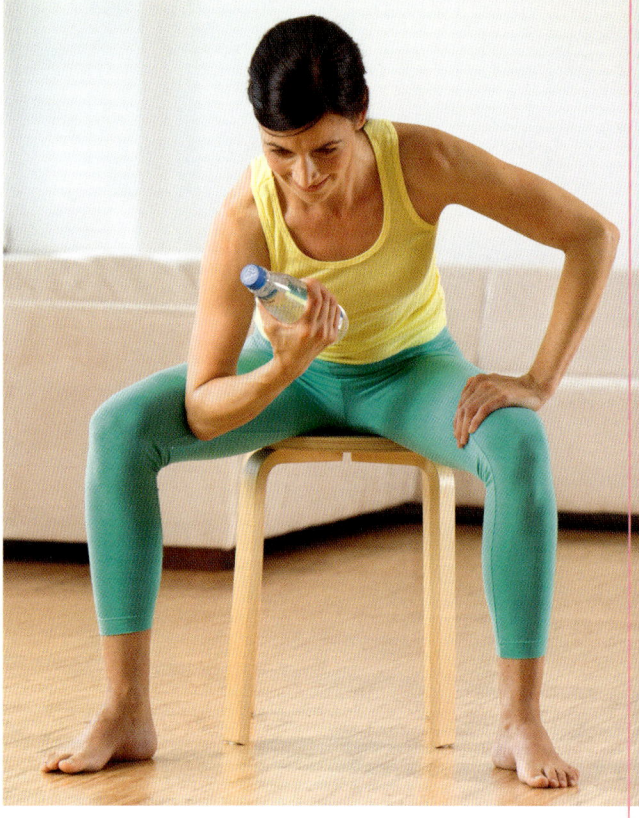

> Der Oberkörper ist nach vorne abgewinkelt und der Kopf wird in Verlängerung der Wirbelsäule gehalten. Fixieren Sie am besten mit den Augen einen Punkt am Boden zwischen Ihren Füßen.

DYNAMISCHE PHASE

> Während Sie ausatmen, führen Sie den Unterarm zusammen mit der Flasche in Richtung Ihrer rechten Schulter. Spannen Sie dabei bewusst die Oberarmmuskulatur an.

> Einatmend senken Sie den Unterarm wieder ab, bis er in Richtung Boden zeigt. Dabei sollte er allerdings nicht ganz durchgestreckt sein. Auf diese Weise trainieren Sie gezielt die Oberarmmuskulatur bzw. den Bizeps.

> Während Sie erneut ausatmen, führen Sie den Unterarm zusammen mit der Flasche wieder in Richtung der rechten Schulter. Spannen Sie dabei bewusst die Oberarmmuskulatur an.

> Einatmend senken Sie den Unterarm wieder ab, bis er erneut Richtung Boden zeigt. Achten Sie dabei wieder darauf, dass er nicht vollends durchgestreckt ist.

STATISCHE PHASE

> Halten Sie bei der letzten Wiederholung den rechten Unterarm vor der Brust angehoben. Spannen Sie die Oberarmmuskulatur dabei bewusst an

und bleiben Sie noch einmal acht Sekunden in dieser Stellung. Atmen Sie in dieser statischen Haltung ruhig weiter und halten Sie den Atem keinesfalls an.

RELAX-PHASE

> Stellen Sie die Flasche auf dem Boden vor sich ab und schütteln Sie Ihre Arme leicht aus. Lassen Sie beide Arme zwischen den Beinen herunter hängen und machen Sie einen leichten Katzenbuckel. Atmen Sie mehrmals tief ein und aus. Dann kommen Sie langsam nach oben, indem Sie Ihre Wirbelsäule langsam Wirbel für Wirbel aufrichten.

Arme 2: TRIZEPS CURL

AUSGANGSSTELLUNG

> Gehen Sie aus der Standposition mit dem rechten Fuß einen kleinen Schritt nach vorne. Beide Oberschenkel werden gebeugt, der vordere allerdings nur so weit, dass das Knie nicht über die Fußspitze zeigt. Neigen Sie Ihren Oberkörper leicht noch vorne.

> In die linke Hand nehmen Sie eine Wasserflasche und spannen die Oberarmmuskulatur an. Der Arm sollte dabei soweit nach oben geführt werden, dass der Oberarm eine Parallele zum Boden bildet und ganz eng seitlich am Oberkörper gehalten wird. Mit dem rechten Arm stützen Sie sich auf dem rechten Oberschenkel ab.

DYNAMISCHE PHASE

> Führen Sie beim Ausatmen die Wasserflasche nun ausschließlich mit dem linken Unterarm nach hinten, bis der Arm parallel zum Boden durchgestreckt ist. Der Flaschenhals zeigt dabei zum Boden und der Handrücken zur Seite. Ellenbogen und Oberarm sollen nicht mehr bewegt werden.

> Beim Einatmen nehmen Sie den Unterarm wieder nach vorne, bis er sich im rechten Winkel zum Oberarm befindet. Danach wieder die Bewegung nach hinten ausführen.

Check Points – bitte beachten

>> *Achten Sie auf die parallele Haltung des Oberarms zum Boden und halten Sie während der gesamten Übung die Muskelspannung!*

>> *Die gebeugten Knie sollen nicht über die Fußspitze zeigen, der Rücken bleibt gerade.*

>> *Führen Sie die Bewegung ausschließlich mit dem Unterarm aus. Drehen Sie den Oberkörper nicht zur Seite, sondern halten Sie ihn immer gerade.*

>> *Führen Sie die Bewegung langsam und sauber aus.*

STATISCHE PHASE

> Wenn der Unterarm das letzte Mal nach hinten ausgestreckt wird, halten Sie diese Position noch einmal acht Sekunden mit voller Muskelspannung. Atmen Sie ruhig weiter und halten Sie den Atmen keinesfalls an.

RELAX-PHASE

> Lassen Sie den Oberkörper nach vorne hängen und schütteln Sie Ihre Arme dabei locker über dem Kopf aus. Tief weiteratmen.

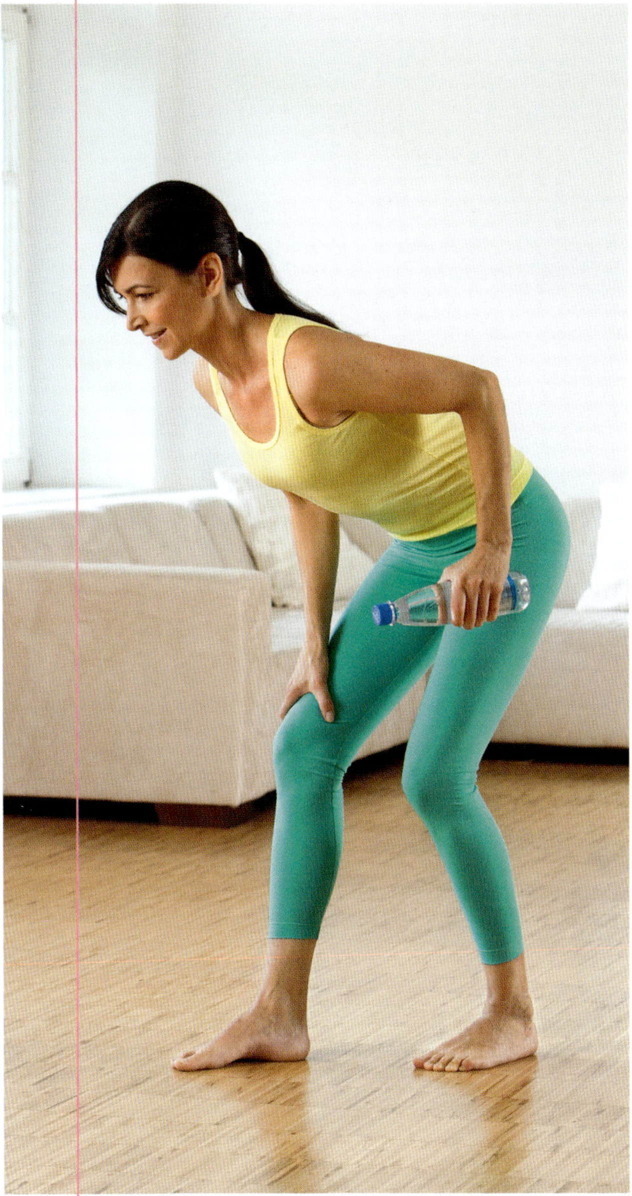

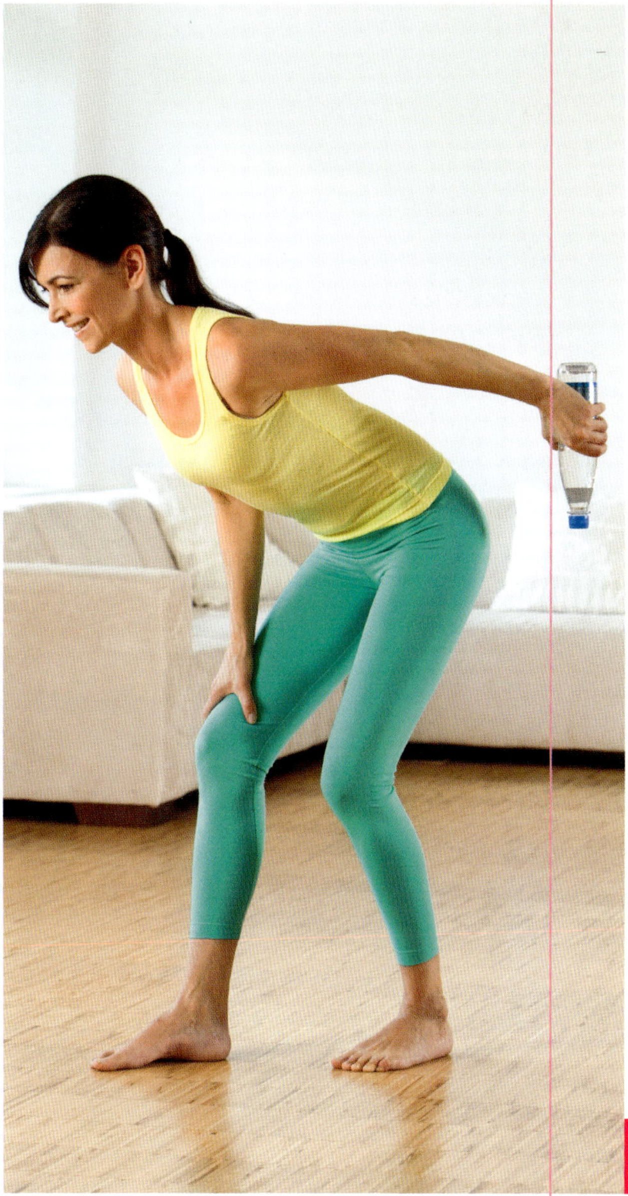

Arme 3: ARMS PUSH UP & DOWN (mit Ballon)

▶▶▶

AUSGANGSSTELLUNG

> Gehen Sie in den Vierfüßerstand und achten Sie darauf, dass Ihre Oberschenkel zum Oberkörper in einem 90°-Winkel stehen. Legen Sie Ihre Handflächen in gerader Linie zum Schultergelenk auf dem Boden ab und beugen Sie die Arme leicht.

> Platzieren Sie nun einen Ballon unter der rechten Handfläche und senken Sie den Oberkörper so weit nach unten ab, dass Ihr rechter Unterarm zum Oberarm in etwa einen 45°-Winkel bildet. Spannen Sie Ihren Bauch an und vermeiden Sie ein Hohlkreuz.

DYNAMISCHE PHASE

> Drücken Sie Ihre rechte Hand ohne Einsatz Ihres Körpergewichts auf den Ballon, bis er anfängt zu zittern. Halten Sie diese Position und den Druck ungefähr 30 Sekunden.

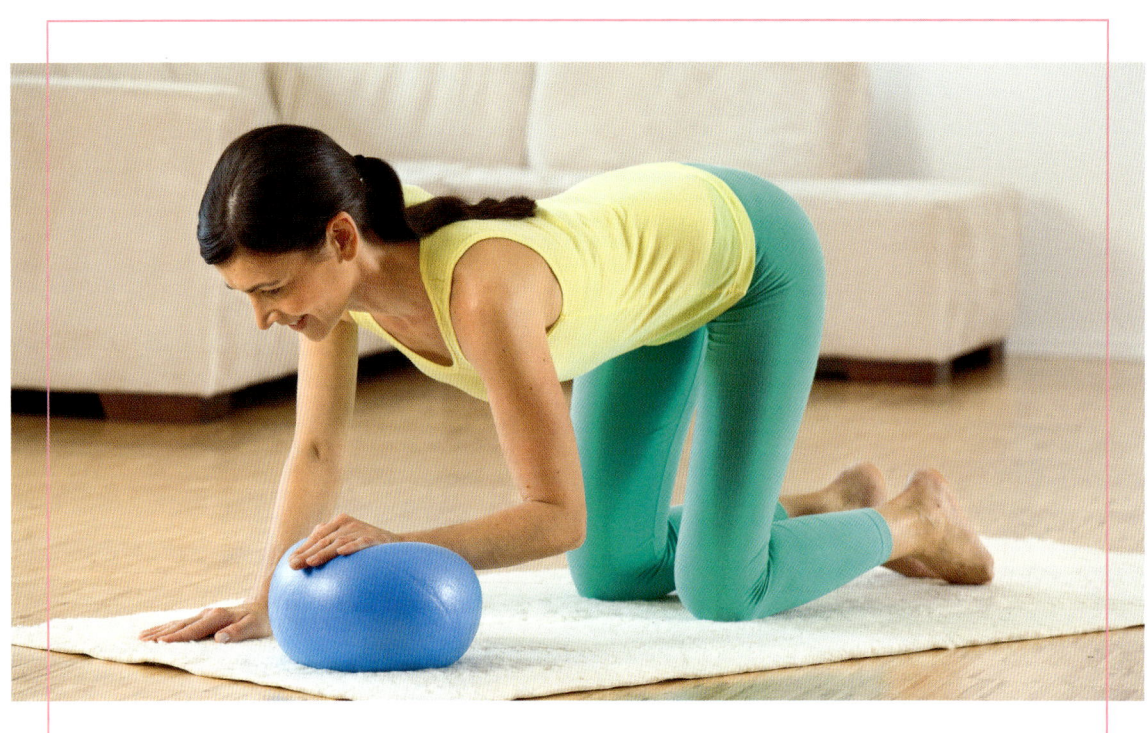

Check Points – bitte beachten

>> *Angenehmer ist die Übung auszuführen, wenn Sie ein Handtuch als Unterlage für die Knie verwenden.*

>> *Achten Sie auf die 90°-Winkel im Vierfüßerstand zwischen Unter- und Oberschenkel.*

>> *Platzieren Sie die Handflächen in Höhe der Schultergelenke am Boden und spannen Sie möglichst während der gesamten Übung die Bauchmuskulatur an.*

>> *Halten Sie Handgelenk bzw. Handrücken zum Unterarm in gerader Linie. Die Ellenbogen weisen nicht nach außen.*

>> *Arbeiten Sie bei dieser Übung ohne Körpereinsatz.*

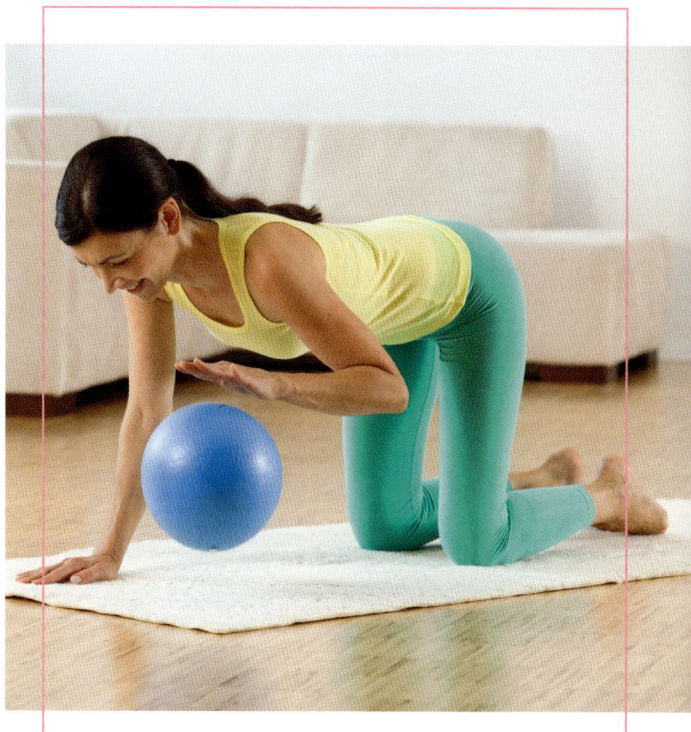

> Danach drücken Sie Ihre rechte Hand mit immer schneller werdenden Auf- und Abwärtsbewegungen auf den Ballon. Halten Sie dabei die Spannung auf den Ballon aufrecht.

STATISCHE PHASE

> Halten Sie noch einmal wie zu Beginn acht Sekunden einen maximalen Druck auf den Ballon aufrecht. Atmen Sie ruhig weiter und halten Sie den Atem keinesfalls an.

RELAX-PHASE

> Legen Sie beide Arme gestreckt vor sich auf den Ballon und senken Sie Ihren Oberkörper langsam nach hinten auf den Boden ab. Atmen Sie ein paar Mal tief in den Bauch hinein. Dann führen Sie langsam zuerst den einen, dann den anderen Arm seitlich am Körper vorbei nach hinten, so dass Sie in der Embryostellung ein paar tiefe Atemzüge lang entspannen können, bevor Sie die Übung mit dem anderen Arm ausführen.

Schultern 1: NECK PRESS (mit Ballon)

AUSGANGSSTELLUNG

> Führen Sie diese Übung im Stehen aus. Die Füße befinden sich dabei hüftbreit nebeneinander und die Knie sind leicht gebeugt. Stehen Sie bewusst aufrecht und halten Sie den Kopf gerade in Verlängerung der Wirbelsäule. Das Becken sollte aufgerichtet und die Bauch- und Pomuskulatur angespannt sein.

> Platzieren Sie am Hinterkopf einen Ballon. Beide Hände liegen auf dem Ballon und üben einen leichten Druck darauf aus. Der Kopf sollte aufrecht gehalten werden, die Ellbogen zeigen nach außen.

DYNAMISCHE PHASE

> Einatmend führen Sie die Ellenbogen nach vorne Richtung Brustkorb.

> Beim Ausatmen werden die Ellenbogen wieder weit nach hinten geführt. Gerade dieses Nach-außen-Führen der Ellenbogen hilft sehr gut dabei, Spannungen im Schulter-Nacken-Bereich zu lösen. Gleichzeitig kräftigen Sie diesen Bereich. Halten Sie den leichten Druck aufrecht, ohne den Kopf dabei zu neigen.

> Beim Einatmen werden die Ellenbogen wieder nach vorne geführt.

STATISCHE PHASE

> Während der letzten Wiederholung nehmen Sie die Ellenbogen nach hinten. Halten Sie diese Position bewusst noch einmal acht Sekunden. Üben Sie einen leichten Druck auf den Ballon aus. Atmen Sie in dieser statischen Haltung tief weiter und halten Sie den Atem keinesfalls an.

RELAX-PHASE

> Lassen Sie die Arme locker seitlich am Körper hängen. Bewegen Sie den Kopf sanft nach rechts und links und vorsichtig nach vorne.

Check Points – bitte beachten

>> *Halten Sie Ihren Kopf während der Übung in aufrechter Position als Verlängerung der Wirbelsäule.*

>> *Führen Sie die Bewegung der Ellenbogen nur so weit wie möglich aus. Die Handflächen bleiben immer auf dem Ballon.*

>> *Am besten wirkt die Übung, wenn Sie sie langsam und gleichmäßig machen. Sie eignet sich hervorragend, um eine aufrechte Körperhaltung zu trainieren.*

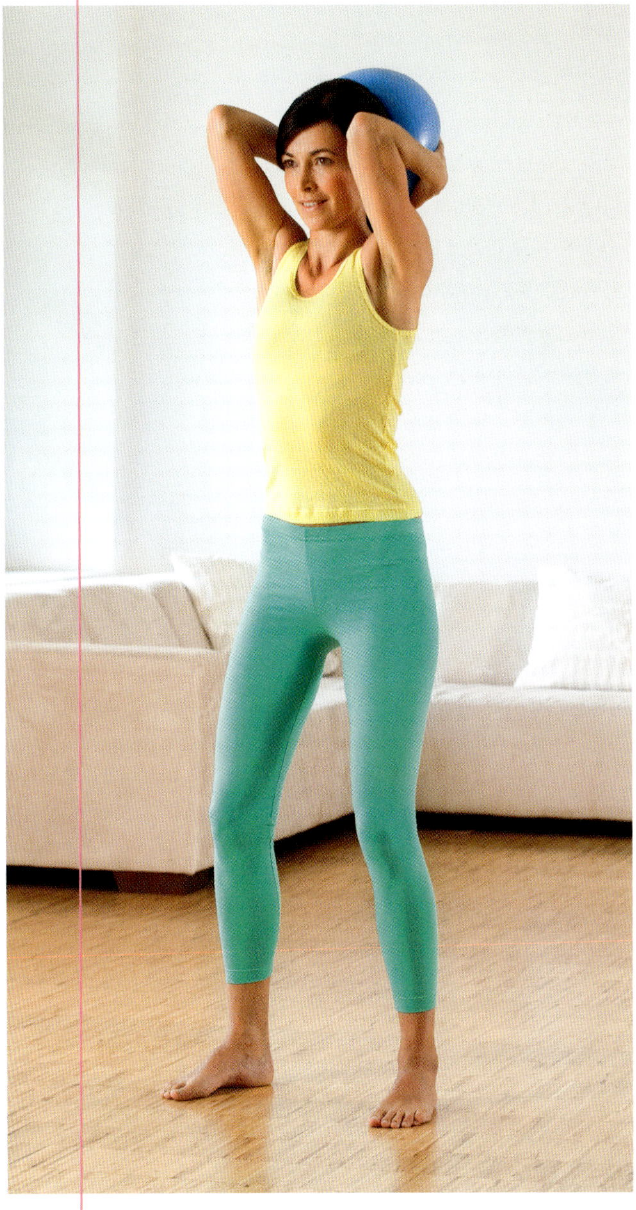

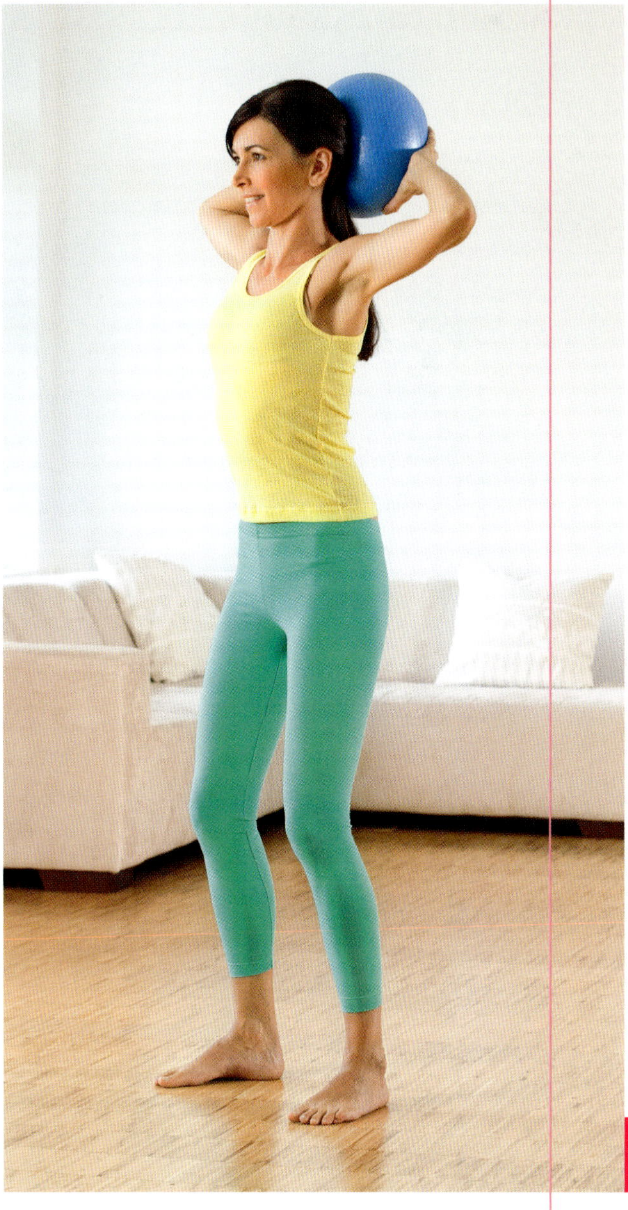

Schultern 2: SHOULDER PUSH & PULL

AUSGANGSSTELLUNG

> Diese Übung beginnen Sie in der Standposition. Die Beine stehen hüftbreit auseinander, die Knie sind leicht gebeugt. Spannen Sie Po- und Bauchmuskulatur leicht an.

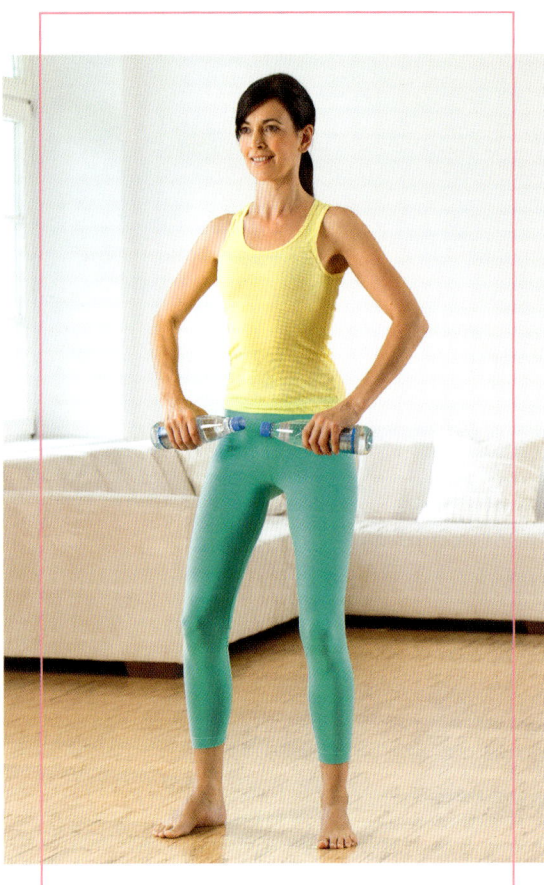

> Halten Sie in jeder Hand eine Flasche gefüllt mit Wasser etwa in Bauchhöhe. Beide Flaschen sollten die gleiche Menge Wasser enthalten, die Füllhöhe können Sie Ihrem Fitnesslevel entsprechend anpassen. Die Handrückseiten zeigen parallel nach vorne und die Flaschenhälse berühren sich fast, am besten, indem sie eine horizontale Linie bilden.
> Es handelt sich hierbei nicht nur um eine Körperübung, sondern vielmehr um eine Methode, dem Schulterbereich neue Impulse zu geben, die Verspannungen lösen helfen. Daneben sorgt diese Übung für eine starke Schultermuskulatur und trainierte Arme. Zudem fördert sie die Koordinationsfähigkeit.

Check Points – bitte beachten

>> *Halten Sie die Flaschen immer waagrecht.*
>> *Der Bauch sollte während der Übung leicht angespannt sein.*
>> *Führen Sie die Bewegung möglichst nah am Oberkörper aus, und richten Sie die Ellenbogen nach außen.*
>> *Atmen Sie während der gesamten Aufwärtsbewegung – nach oben und nach vorne – aus.*

DYNAMISCHE PHASE

> Mit dem Ausatmen führen Sie beide Wasser-
flaschen eng am Oberkörper bis auf Schulterhöhe
nach oben.

> Strecken Sie jetzt beide Arme etwa in Schulter-
höhe nach vorne aus. Während Sie einatmen,
gehen die Arme zurück vor den Brustkorb. Dann
führen Sie die Arme wieder eng und langsam am
Oberkörper nach unten.

STATISCHE PHASE

> Wenn Sie beide Arme während der letzten Wie-
derholung vor dem Brustkorb ausstrecken, sind
Ihre Arme wieder in Schulterhöhe und die Wasser-
flaschen zeigen zueinander.

> Nun halten Sie diese Stellung noch einmal be-
wusst für acht Sekunden. Die Spannung der Schul-
ter- und Armmuskulatur wird dabei, wie bei der
gesamten Übung, aufrechterhalten und auch
zwischenzeitlich nicht gelöst. Atmen Sie während-
dessen tief weiter und halten Sie den Atem auf
keinen Fall an.

> Fortgeschrittene können die Dauer der statischen
Phase auch verlängern – für ein noch intensiveres
Training der Schultermuskulatur und für schöne
sowie straffe Arme.

> Nach dem Ausführen der Übung schütteln Sie Ihre
Arme locker aus.

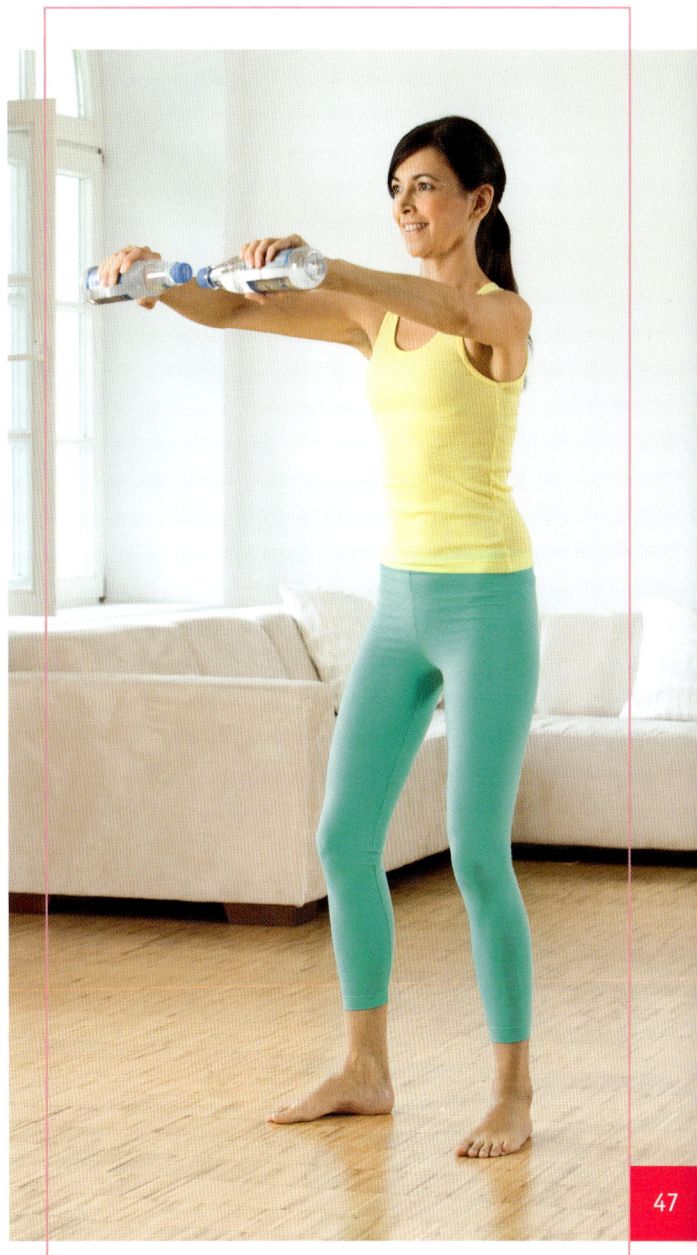

Schultern 3: REVERSE FLY

AUSGANGSSTELLUNG

> Nehmen Sie eine entspannte Standposition ein. Die Knie sind dabei etwas gebeugt und das Gesäß ist leicht angespannt.

> In jeder Hand halten Sie eine Wasserflasche mit gleicher Menge Wasser. Neigen Sie Ihren Oberkörper so weit nach vorne, dass er zu den Oberschenkeln einen 90°-Winkel bildet. Spannen

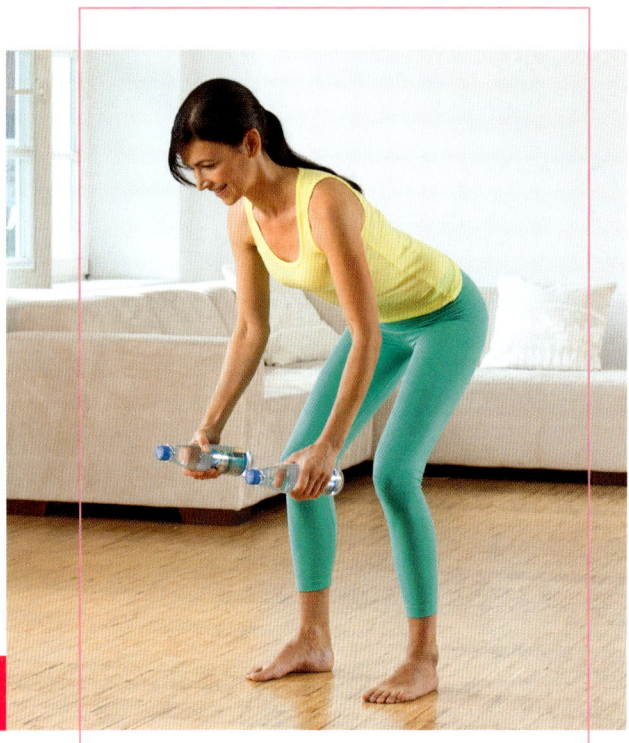

Check Points – bitte beachten

>> *Die Arme, wenn möglich, über die Schulterebene nach oben bringen und dabei immer leicht gebeugt halten.*

>> *Die Auf- und Abwärtsbewegung kontrolliert, langsam und fließend ausführen.*

>> *Die Schultern nach hinten ziehen, nicht hängen lassen! Den Rücken gerade halten.*

>> *Die Oberschenkel während der Übung leicht beugen.*

Sie den Bauch an und halten Sie den Rücken gerade, der Kopf bleibt in der Verlängerung der Wirbelsäule.

DYNAMISCHE PHASE

> Beim Ausatmen führen Sie beide Arme gleichmäßig zur Seite, so dass sie in der Endstellung in Schulterhöhe ausgestreckt zur Seite zeigen. Wenn möglich, sollten sie sogar über die Schulterebene hinaus nach oben gezogen werden.

> Einatmend gehen die Arme wieder nach unten. Führen Sie diese Auf- und Abwärtsbewegung fließend aus. Die Arme sind dabei idealerweise immer leicht gebeugt.

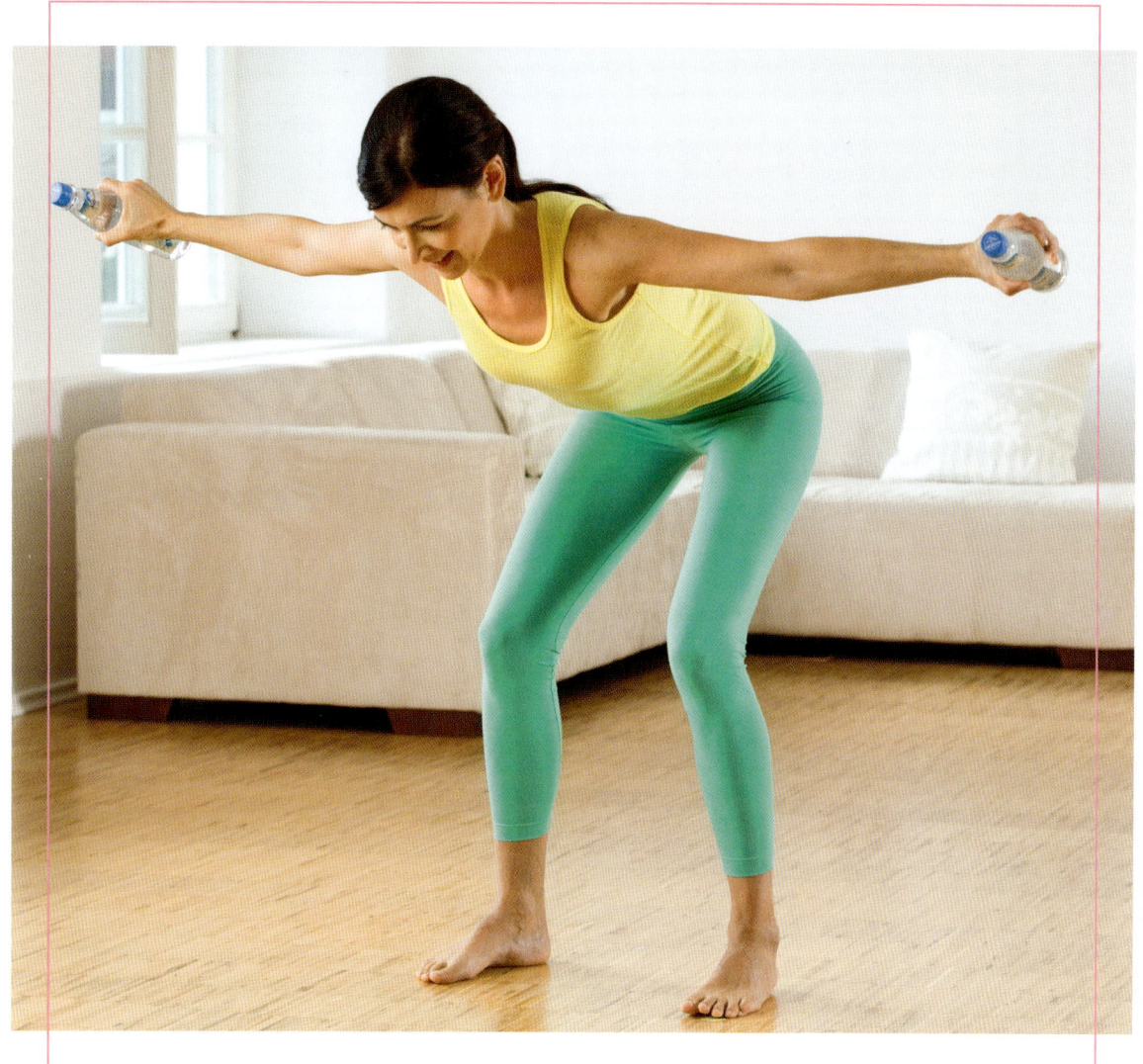

STATISCHE PHASE

> Halten Sie bei der letzten Wiederholung die Arme in der Endstellung noch einmal acht Sekunden seitlich ausgestreckt. Atmen Sie weiter tief ein und aus und halten Sie den Atmen nicht an.

RELAX-PHASE

> Richten Sie sich auf, schütteln Sie Ihre Arme ein wenig aus und atmen Sie dann einige Male tief in den Bauch hinein.

Schultern 4: SHOULDER LIFT

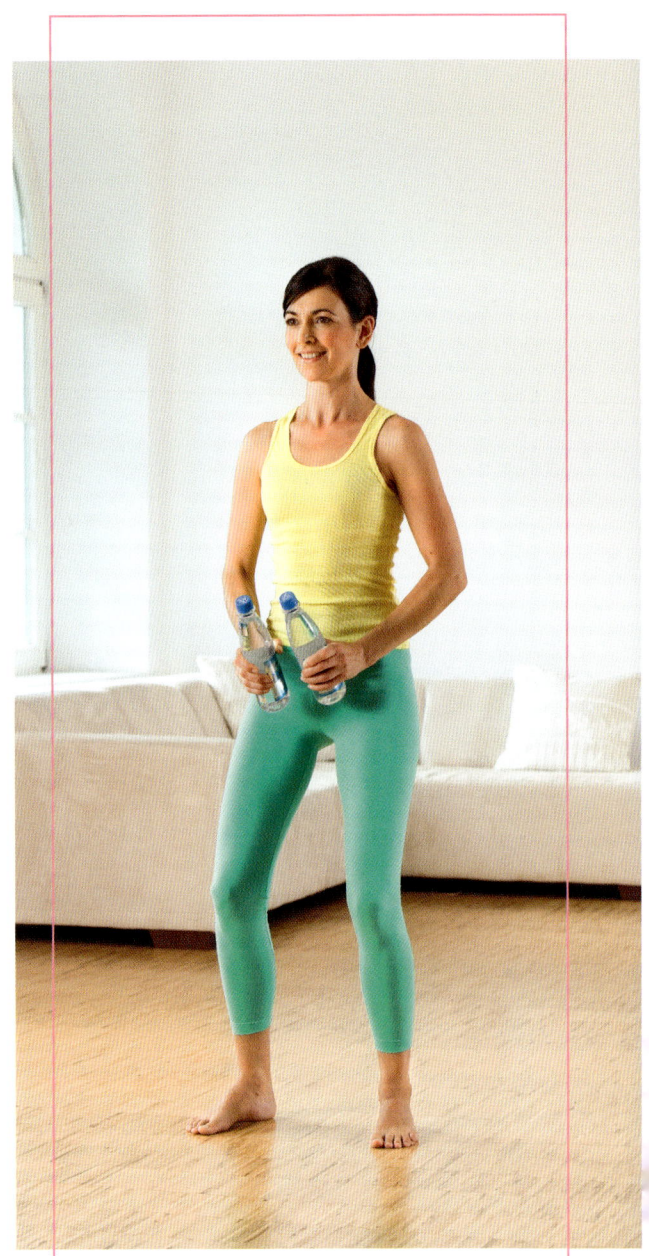

AUSGANGSSTELLUNG

> Beginnen Sie die Übung im Stehen. Die Füße stehen hüftbreit nebeneinander und die Knie sind leicht gebeugt. Spannen Sie die Bauch- und Pomuskulatur etwas an.

> In jeder Hand haben Sie eine Flasche mit der gleichen Menge Wasser. Halten Sie beide Flaschen parallel vor Ihrem Becken. Die Flaschenöffnungen zeigen nach vorne. Die Veränderung der Winkel in den Armen spielt in dieser Übung wieder eine entscheidende Rolle. Dadurch trainieren Sie mehr Muskelpartien, was gleichzeitig deren Zusammenspiel fördert.

Check Points – bitte beachten

>> Achten Sie auf die korrekte Standposition und Körperspannung.

>> Die Arme sollen nicht komplett durchgestreckt werden und nicht höher als bis zu den Schultern geführt werden. Ziehen Sie die Schultern nicht hoch.

>> Atmen Sie während der Aufwärtsbewegung und dem Drehen der Hände aus.

DYNAMISCHE PHASE

> Mit dem Ausatmen führen Sie beide Wasserfla-
schen seitlich bis auf Schulterhöhe nach oben. Die
Arme sind nun fast ausgestreckt und die Handrücken
zeigen zum Boden. Durch das Drehen der Arme um
180° nach außen zeigen die Handflächen nun zur
Decke und die Flaschen liegen in den Händen.
> Beim Einatmen senken Sie die Arme wieder bis
auf Beckenhöhe ab. Die Flaschen werden dabei
erneut gedreht und zeigen vor dem Becken nach
vorne. Diese Auf- und Abwärtsbewegung wiederholen Sie mehrmals langsam und mit angespann-
ter Arm- und Schultermuskulatur.

STATISCHE PHASE

Nach der letzten Wiederholung, wenn Ihre Arme
in Schulterhöhe zur Seite zeigen und die Wasser-
flaschen auf den Handflächen zur Decke weisen,
halten Sie diese Position noch einmal acht Sekunden. Dabei sind die Arme nicht ganz durchgestreckt,
die Handrücken zeigen zum Boden.

RELAX-PHASE

Lassen Sie die Arme seitlich am Körper herunter-
hängen. Schütteln Sie sie leicht aus. Danach
drehen Sie nur Ihren Oberkörper abwechselnd zur
linken und zur rechten Seite. Die Arme schwingen
dabei locker mit, das Becken bleibt steif.

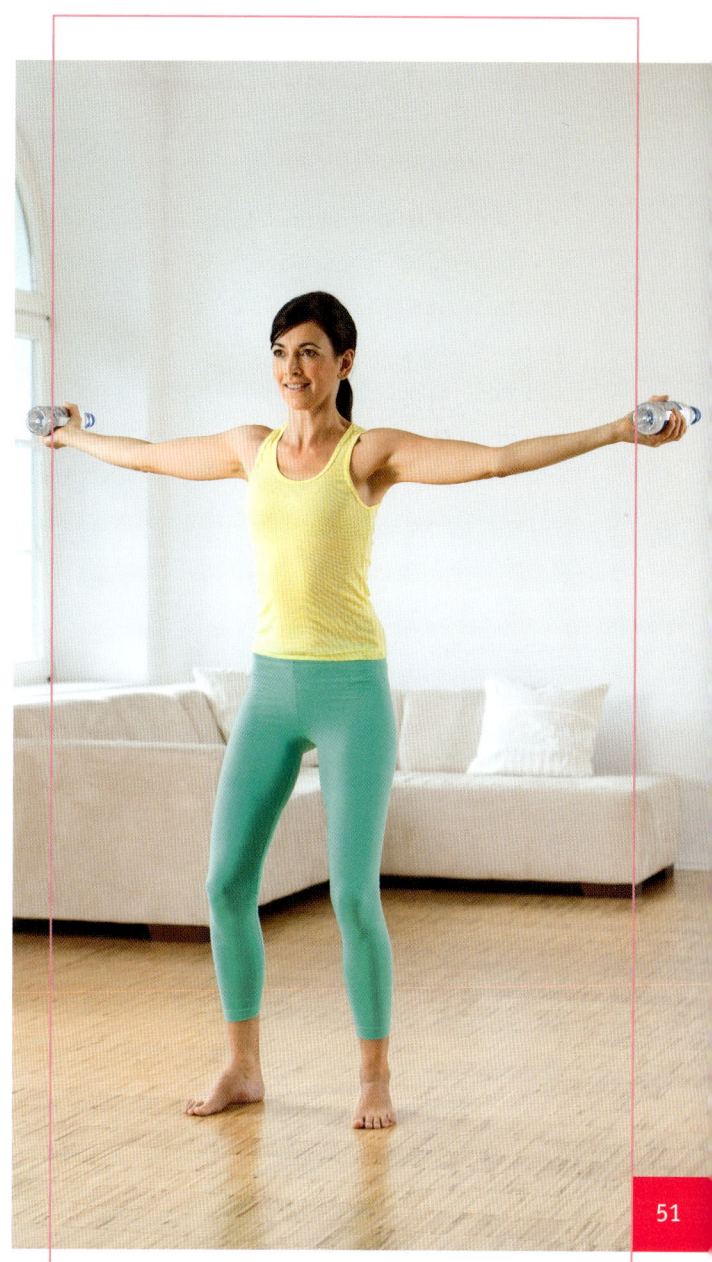

Schultern 5: SHOULDER BACK

AUSGANGSSTELLUNG

> Beginnen Sie diese Übung im Stehen. Die Knie sind dabei leicht gebeugt, die Beine stehen hüftbreit auseinander. Das Gesäß halten Sie leicht angespannt.

> In jeder Hand haben Sie eine Flasche mit der gleichen Menge Wasser. Neigen Sie Ihren Oberkörper so weit nach vorne, dass er ungefähr einen rechten Winkel zu den Oberschenkeln bildet. Die Oberarme mit den Ellenbogen liegen seitlich eng am Oberkörper. Die Unterarme mit den Flaschen zeigen im rechten Winkel schräg nach vorne, die Handinnenseiten zur Decke.

DYNAMISCHE PHASE

> Beim Ausatmen führen Sie die Unterarme weit nach oben. Die Bewegung verläuft dabei nicht vor dem Oberkörper, sondern seitlich, das ist hier besonders wichtig.

> Beim Einatmen senken Sie die Unterarme wieder vor dem Oberkörper ab, so dass sie im rechten Winkel zu den Oberarmen stehen. Die Flaschenhälse zeigen dabei nach außen. Der Rücken bleibt gerade. Entscheidend bei dieser Übung ist, die Spannung in den Armen während des gesamten Ablaufs zu halten.

STATISCHE PHASE

> In der höchsten Endstellung seitlich außen am Oberkörper halten Sie die Position noch einmal acht Sekunden. Atmen Sie tief weiter und halten Sie den Atem nicht an.

RELAX-PHASE

> Richten Sie sich mit oder ohne Flaschen auf und lassen Sie die Arme locker seitlich am Körper hängen. Schütteln Sie die Arme aus und ziehen Sie die Schultern mehrmals bewusst hoch.

> Lösen Sie dann die Spannung und lassen Sie die Schultern bewusst ganz entspannt hängen. Atmen Sie tief ein und aus.

Check Points – bitte beachten

>> *Halten Sie während der gesamten Übung den Rücken gerade; der Kopf bleibt in der Verlängerung der Wirbelsäule.*

>> *Lassen Sie die Ellenbogen am Oberkörper fixiert. Der Oberarm bildet einen 90°-Winkel zum Unterarm.*

>> *Führen Sie die Übung langsam und gleichmäßig aus.*

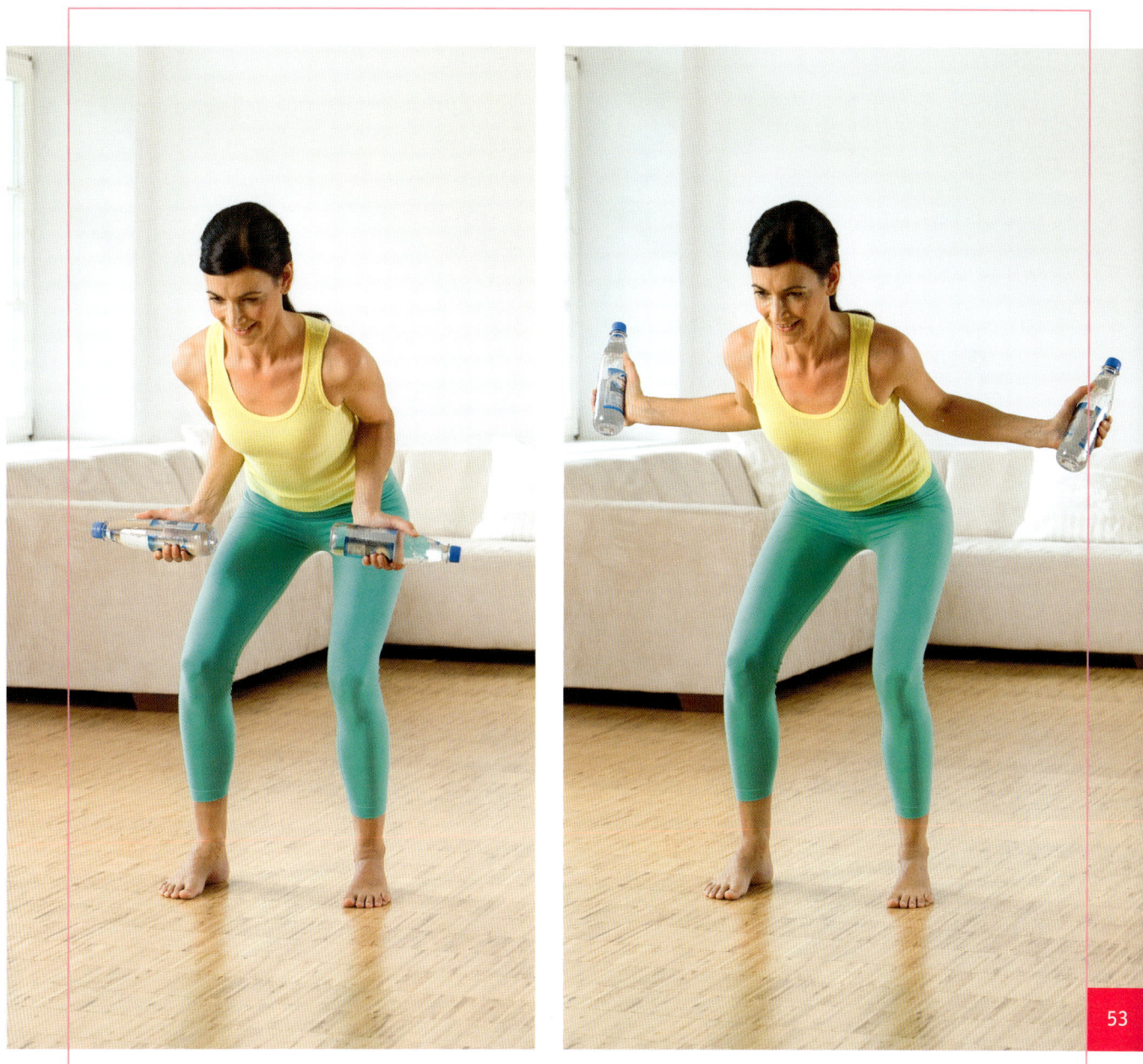

Brust 1: CHAIR PUSH UP

AUSGANGSSTELLUNG

> Für diese Übung benötigen Sie einen Stuhl, den Sie hinter sich stellen. Dann nehmen Sie den Vierfüßerstand ein und legen die Fußspitzen auf die Sitzfläche des Stuhls. Die Beine sind dabei ausgestreckt – spannen Sie Ihre Bauchmuskulatur an und halten Sie den Rücken gerade.

> Ihre Hände liegen mit etwa einer Handbreite Abstand neben den Schultern. Fortgeschrittene können den Abstand um zwei Handbreiten vergrößern. Sollte Ihnen der Stuhl zu hoch sein, können Sie anfangs eine Treppe oder einen kleinen Tisch als Auflage wählen.

DYNAMISCHE PHASE

> Während Sie einatmen, senken Sie den Oberkörper zum Boden hin ab. Die Arme werden dabei gebeugt und die Ellenbogen zeigen nach außen.

> Beim Ausatmen drücken Sie den Oberkörper wieder nach oben. Die Arme werden dabei nie ganz durchgestreckt.

STATISCHE PHASE

> Wenn Sie mit dem Oberkörper nach oben kommen und die Arme am höchsten Punkt leicht durchgestreckt haben, halten Sie die Position für weitere acht Sekunden.

> Achten Sie darauf, dass der Kopf eine Verlängerung zur Wirbelsäule bildet. Am besten fixieren Sie einen Punkt vor sich am Boden. Atmen Sie in dieser statischen Phase tief weiter.

RELAX-PHASE

> Setzen Sie die Füße auf dem Boden ab und sinken Sie in die Embryostellung. Die Stirn hat Bodenkontakt und die Arme ruhen seitlich am Körper. Atmen Sie tief in den Bauch.

Check Points – bitte beachten

>> *Anfangs müssen Sie Ihren Oberkörper nicht ganz nach oben drücken. Steigern Sie die Höhe in kleinen Schritten.*

>> *Achten Sie auf Ihre Atmung: Atmen Sie bei der Aufwärtsbewegung aus und bei der Abwärtsbewegung ein. Halten Sie den Atem aber auf keinen Fall an.*

>> *Halten Sie bewusst die Bauchspannung und einen geraden Rücken. Die Arme sollen nicht durchgestreckt werden.*

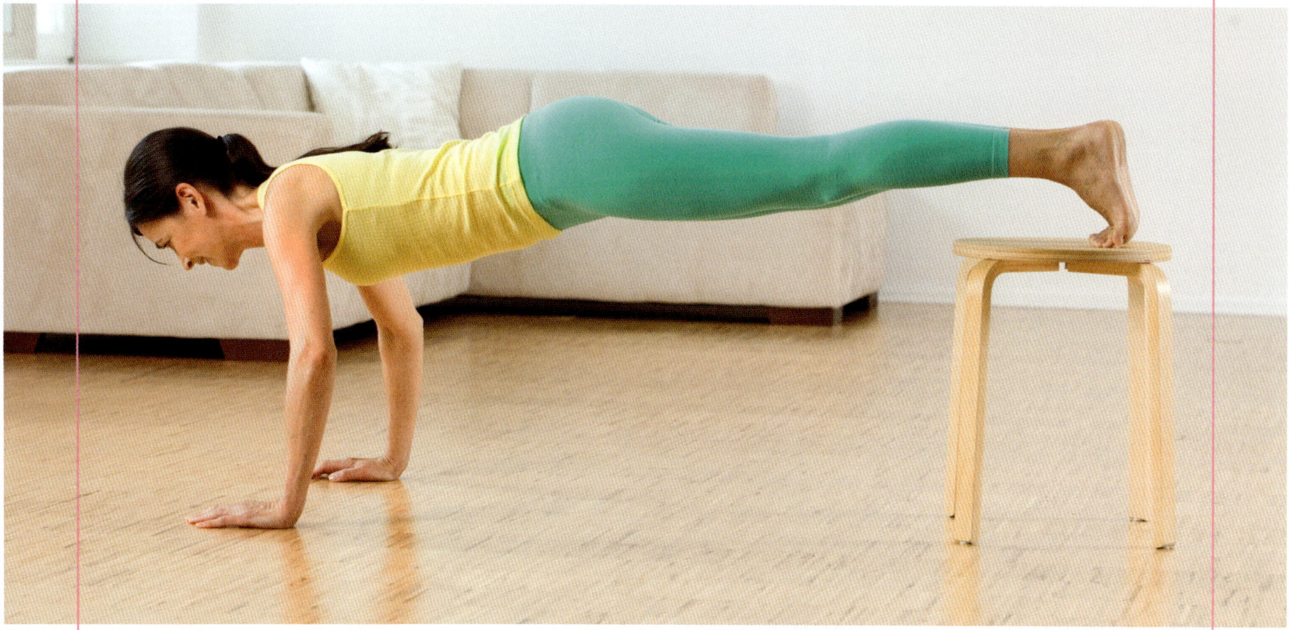

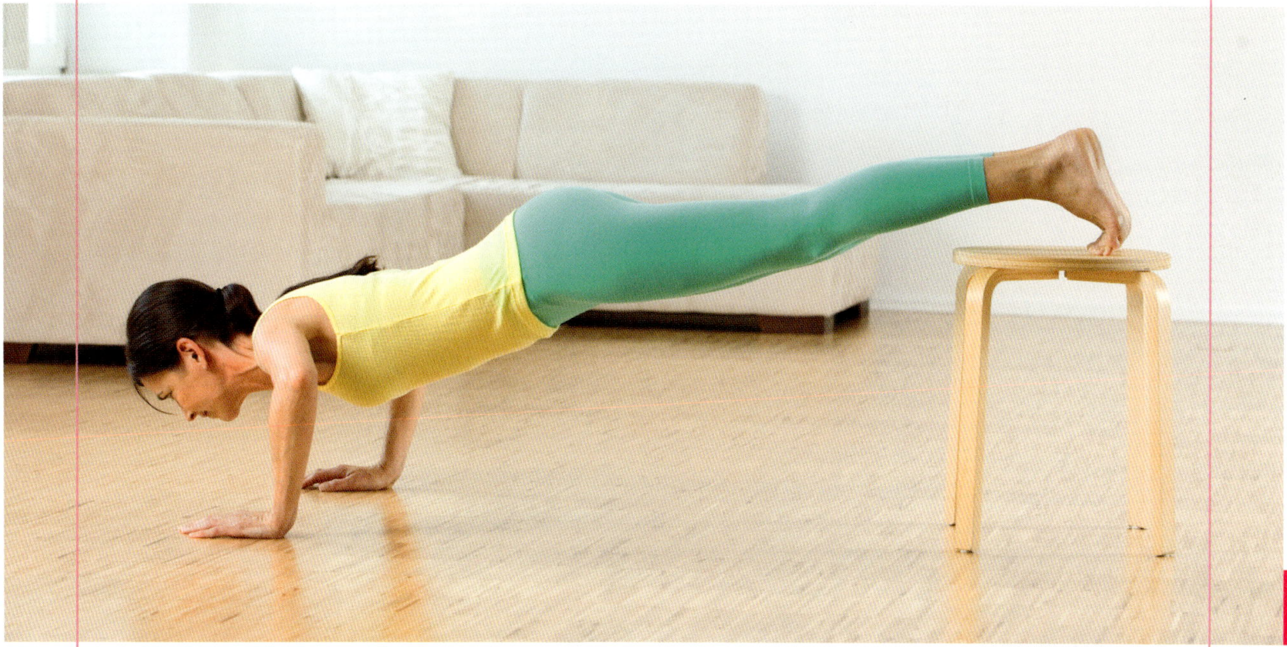

Brust 2: PRESS UP BALLOON (mit Ballon)

▶▶

AUSGANGSSTELLUNG

> Beginnen Sie diese Übung im Vierfüßerstand. Legen Sie einen Ballon in Schulterhöhe vor sich und platzieren Sie beide Handflächen schräg darauf. Die Fingerspitzen sollten zueinander zeigen.

> Die Oberschenkel sind im rechten Winkel zum Oberkörper abgewinkelt, die Knie halten Sie ein wenig geöffnet.

Check Points – bitte beachten

>> *Atmen Sie bei der Aufwärtsbewegung aus.*

>> *Halten Sie während der Übung die Bauchspannung und den Rücken gerade.*

>> *Die Ellenbogen zeigen während der gesamten Übung nach außen, die Arme werden nicht ganz durchgestreckt.*

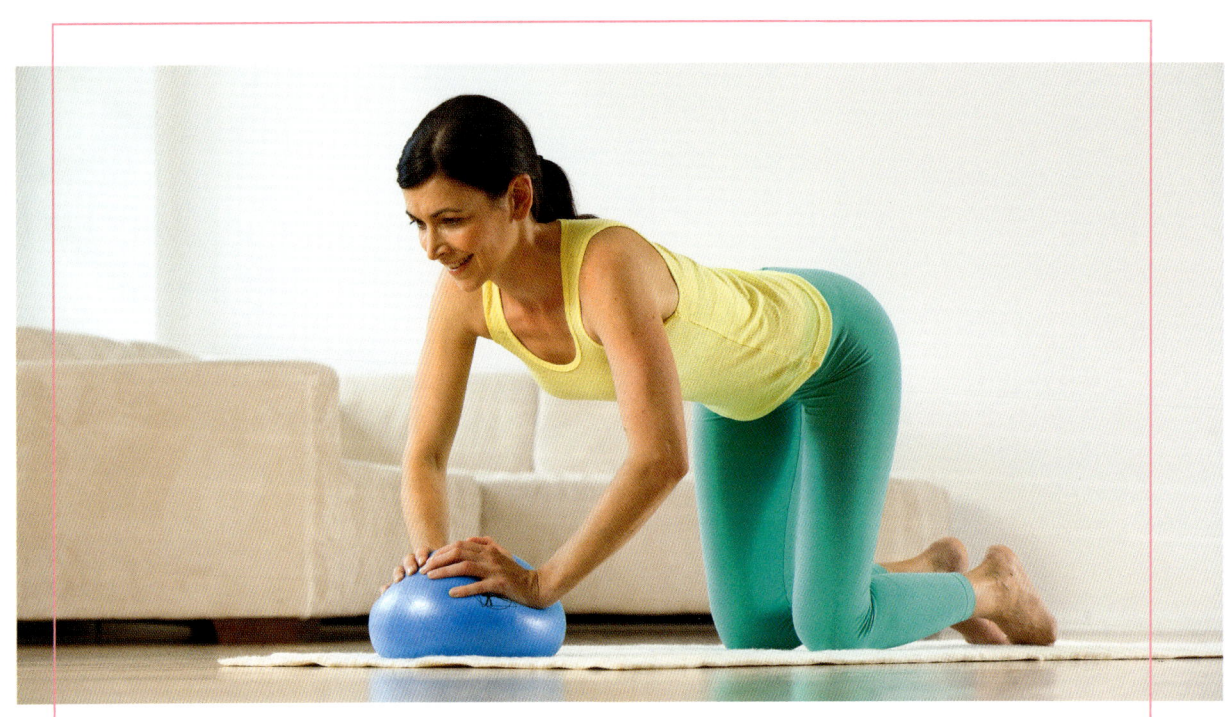

DYNAMISCHE PHASE

> Einatmend senken Sie den Oberkörper ab. Die Arme sind gebeugt, die Ellenbogen außen.
> Während des Ausatmens drücken Sie den Oberkörper allein durch die Kraft der Arme wieder nach oben. Am höchsten Punkt müssen die Arme noch leicht gebeugt sein – nicht durchstrecken!

STATISCHE PHASE

> Kommen Sie in der letzten Wiederholung nach oben und halten Sie diese Position noch einmal acht Sekunden. Strecken Sie die Arme in dieser Haltung aber nicht ganz durch. Atmen Sie ruhig und tief weiter.

RELAX-PHASE

> Setzten Sie sich nach hinten auf die Fersen ab und senken Sie den Oberkörper langsam zum Boden. Die Arme ruhen dabei gestreckt auf dem Ballon vor Ihrem Kopf. Diese Stellung halten Sie kurz und atmen bewusst tief in den Bauch ein und aus.

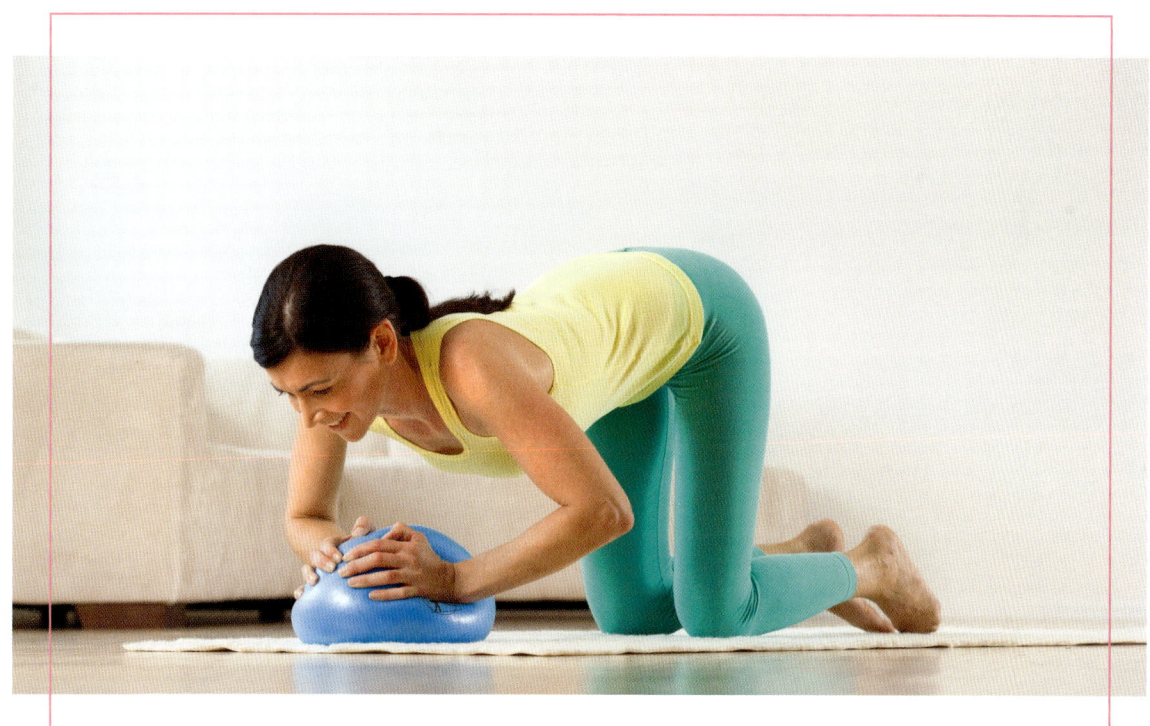

Brust 3: LONG CHEST PRESS

▶ ▶ ▶

AUSGANGSSTELLUNG

> Gehen Sie in die Bauchlage und strecken Ihre Arme seitlich auf Schulterhöhe aus. Ziehen Sie Ihre Handflächen etwa um eine Fingerlänge wieder zu sich heran und halten Sie die Handflächen in dieser Position. Die Fingerspitzen zeigen dabei nach außen.

> Die Beine sind nach hinten ausgestreckt, die Füße leicht geöffnet und aufgestellt. Dies ist eine neue und intensive Liegestützübung, bei der man schnell zu spüren bekommt, wie kräftig Brustmuskulatur und Trizepsmuskeln tatsächlich sind.

Check Points – bitte beachten

>> *Platzieren Sie die Handflächen möglichst weit außen.*
>> *Halten Sie den Rücken gerade.*
>> *Spannen Sie die Bauchmuskulatur bewusst an.*
>> *Atmen Sie während der Aufwärts-bewegung aus.*

DYNAMISCHE PHASE

> Mit dem Ausatmen heben Sie Ihre Ellenbogen an und drücken so kräftig wie Sie können mit den

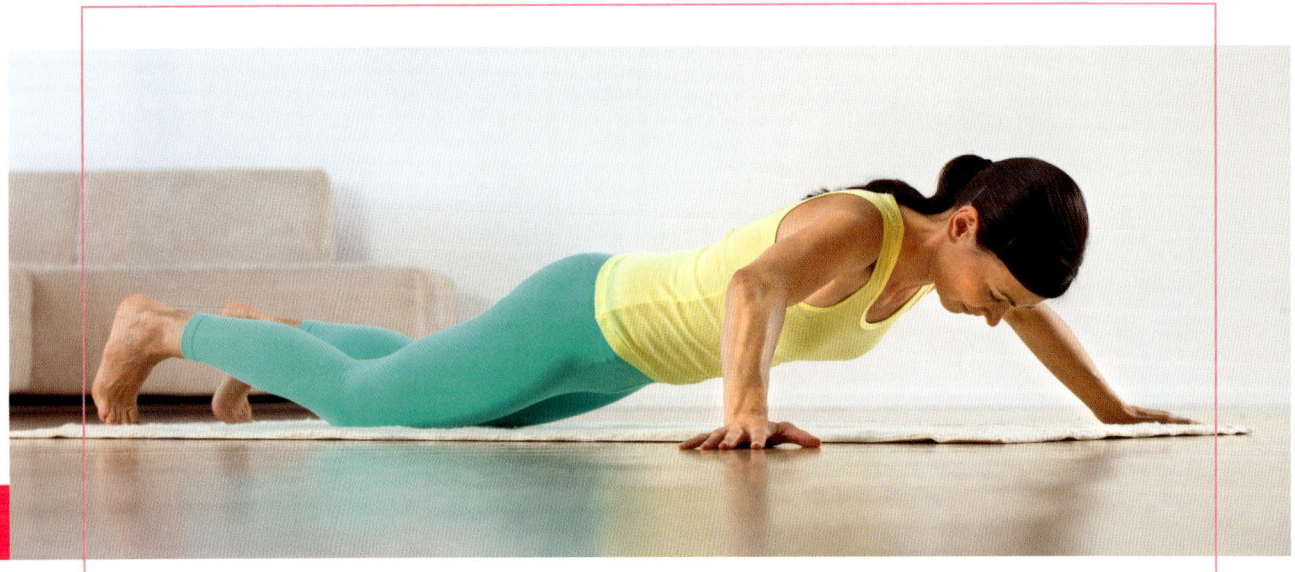

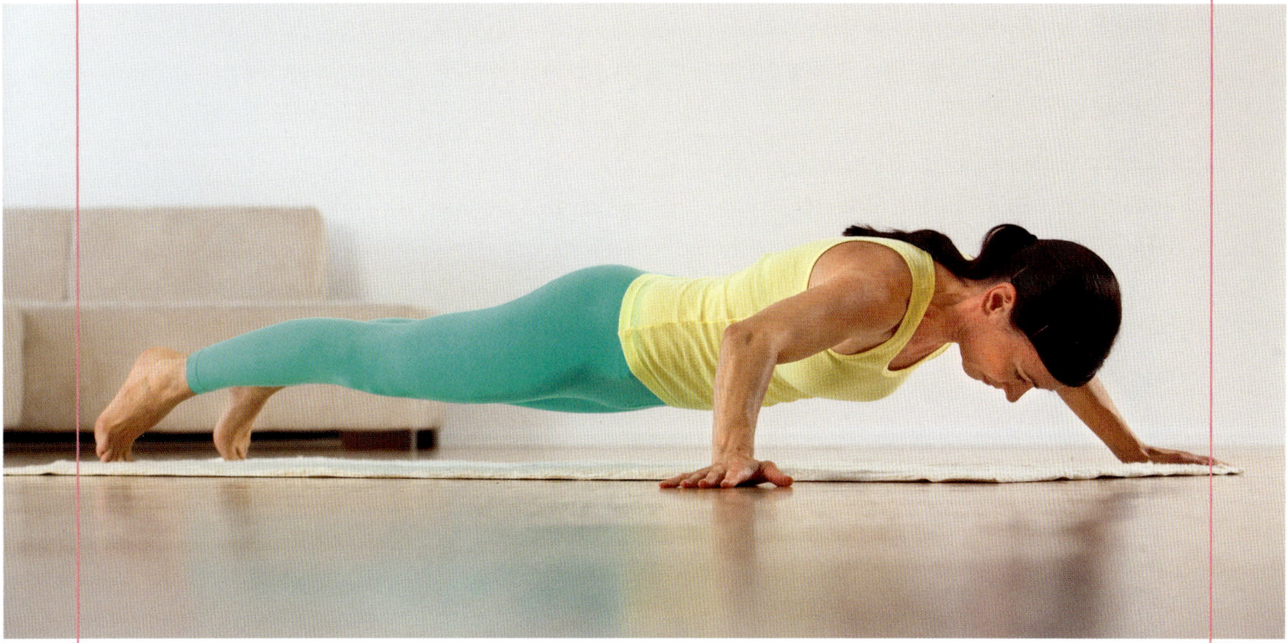

Handflächen auf den Boden – so heben sich Brustkorb und Becken. Achten Sie darauf, dass Ihr
Rücken gerade bleibt und nicht ins Hohlkreuz geht.
> Sollte Ihnen diese Übung zu anspruchsvoll sein,
dann gehen Sie in eine etwas einfachere Variante,
indem Sie entweder nur den Brustkorb etwas an-
heben oder Ihre Hände näher an den Schultern
platzieren. Für Fortgeschrittene gibt es eine
Steigerung: Heben Sie zusammen mit dem Oberkörper auch die Knie an. Je gestreckter die Arme
sind, umso besser!

STATISCHE PHASE

> Halten Sie während des Ausatmens die an-
gehobene Position noch einmal acht Sekunden.
Atmen Sie in dieser statischen Phase ruhig
und entspannt weiter.

RELAX-PHASE

> Drücken Sie sich nach hinten und setzen sich
auf Ihren Fersen ab. Ihren Oberkörper lassen Sie
auf den Oberschenkeln ruhen. Atmen Sie tief
weiter und entspannen Sie für einen Moment.

Rücken 1: FLYING LEGS

AUSGANGSSTELLUNG

> Legen Sie sich auf den Bauch und strecken Sie die Beine nach hinten aus. Die Füße liegen platt am Boden. Spannen Sie die Rückenmuskulatur und den Gesäßmuskel an.

> Verschränken Sie die Unterarme vor Ihrer Stirn, die Handflächen liegen übereinander auf dem Boden. Legen Sie Ihren Kopf auf die Hände.

DYNAMISCHE PHASE

> Während Sie ausatmen, spannen Sie den Bauch an und heben gleichzeitig Ihre Beine bzw. Oberschenkel so weit wie möglich vom Boden. Am höchsten Punkt schließen Sie die Oberschenkel und versuchen zusätzlich die Knie, so weit wie es Ihnen möglich ist, zusammenzudrücken. Sollte Ihnen

Check Points – bitte beachten

>> Diese Übung ist besonders wirkungsvoll, wenn Sie bewusst auf die Bauchspannung achten.

>> Beim Anheben der Beine unbedingt ausatmen.

>> Die Knie sollen, soweit möglich, zusammengehalten werden.

diese Übung zu anstrengend oder unangenehm sein, legen Sie einfach ein eingerolltes Handtuch unter Ihr Becken.

> Beim Einatmen senken Sie Ihre Beine wieder ab, wobei diese nicht den Boden berühren. Halten Sie während der Auf- und Abwärtsbewegung die Bauch-, Rücken- und Gesäßmuskulatur möglichst angespannt.

STATISCHE PHASE

> Wenn Sie das letzte Mal die Oberschenkel in der Aufwärtsbewegung nach oben führen, halten Sie diese Position am höchsten Punkt noch einmal für acht Sekunden. Dabei sollten Sie die Knie zusammendrücken und die Spannung der Muskulatur nicht lösen. Atmen Sie tief ein und aus und halten Sie den Atem keinesfalls an.

RELAX-PHASE

> Senken Sie die Beine auf den Boden ab und lösen Sie die Spannung in den Muskeln. Strecken Sie die Arme und Beine wechselseitig aus, d. h. linker Arm und rechtes Bein gleichzeitig und dann wechseln. Rollen Sie sich danach leicht seitlich hin und her.

> Entspannen Sie sich kurz, bevor Sie die Übung wiederholen.

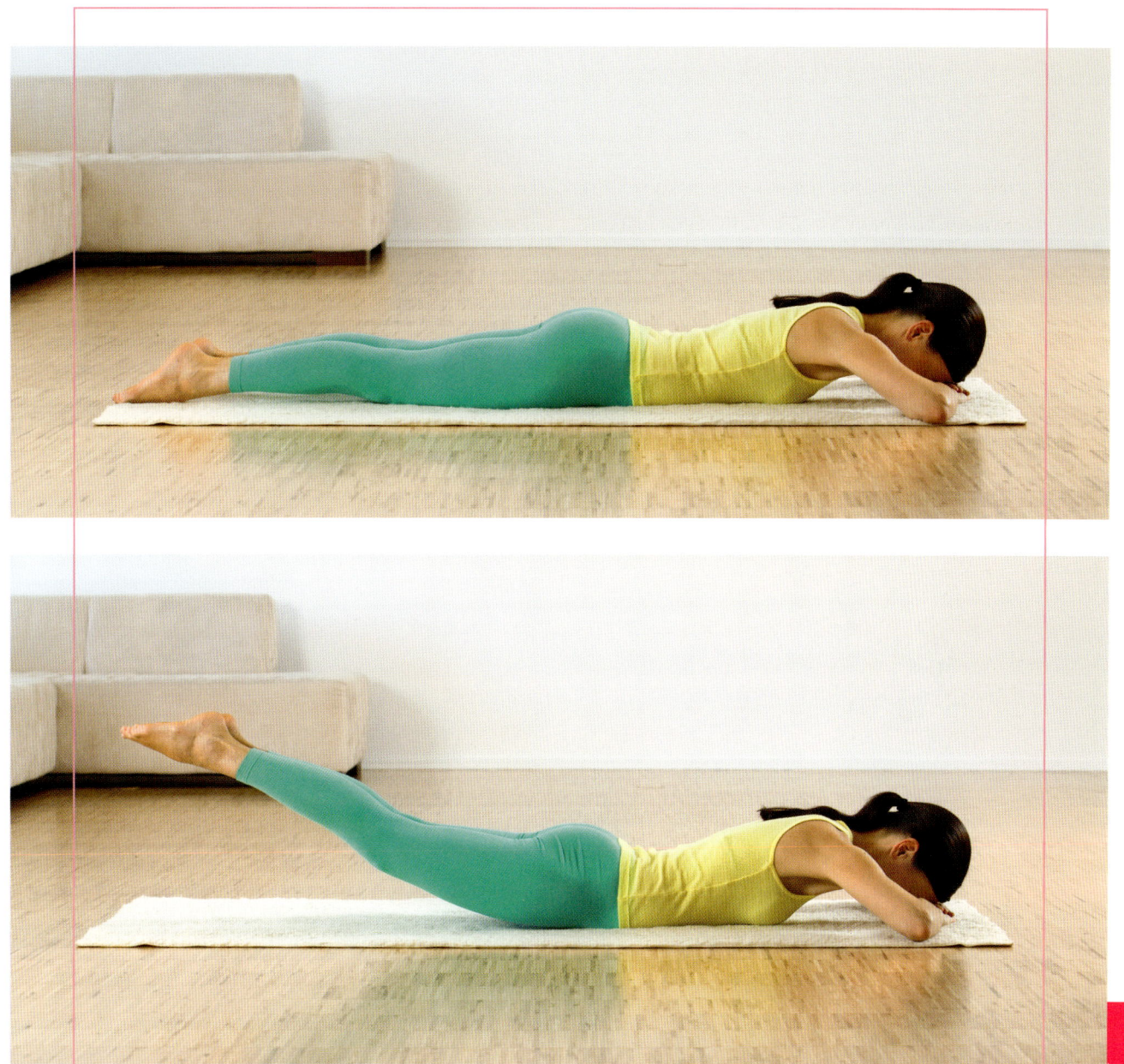

Rücken 2: BACK UP & DOWN

AUSGANGSSTELLUNG

> Diese Übung führen Sie im Stehen aus. Als Hilfsmittel benötigen Sie ein Handtuch, das Sie der Länge nach zusammenrollen.

> Beugen Sie die Knie und stellen Sie die Füße leicht geöffnet nebeneinander. Stehen Sie aufrecht und spannen Sie Po- und Bauchmuskulatur an. Das Handtuch greifen Sie an beiden Enden und führen es über den Kopf nach oben. Ihre Arme sollten in einer Linie mit der Schulterachse liegen, also nicht zu weit nach vorne oder hinten gebeugt werden.

DYNAMISCHE PHASE

> Während Sie einatmen, spannen Sie die Arme und den Oberkörper bewusst an und ziehen das Handtuch auseinander.

> Ausatmend senken Sie die Arme nach unten ab. Das Handtuch sollte am Ende der Abwärtsbewegung den Nacken leicht berühren. Halten Sie die Spannung, indem die Arme weiterhin das Handtuch auseinanderziehen.

> Beim Einatmen gehen die Arme wieder in Richtung Decke, beim Ausatmen folgt wieder die Abwärtsbewegung zum Nacken. Die Übung wird anstrengender, wenn Sie das Handtuch stärker

Check Points – bitte beachten

>> *Stehen Sie aufrecht und spannen Sie Ihren Bauch leicht an.*
>> *Führen Sie das Handtuch eng am Hinterkopf auf und ab.*
>> *Atmen Sie bei der Aufwärtsbewegung ein.*
>> *Bleiben Sie während der gesamten Übung fest auf beiden Füßen stehen.*
>> *Üben Sie möglichst viel Spannung auf das Handtuch aus.*

auseinanderziehen und die Spannung, die dabei auf Ihre Arme und Schultern wirkt, während der Ausführung aufrechterhalten.

STATISCHE PHASE

> Während der letzten Wiederholung halten Sie das Handtuch hinter Ihrem Nacken noch einmal acht Sekunden. Atmen Sie tief weiter und halten Sie den Atmen keinesfalls an.

RELAX-PHASE

> Lassen Sie die Arme sinken und schütteln Sie sie seitlich am Körper aus. Nehmen Sie bewusst die Standposition mit leicht gebeugten Knien ein und atmen Sie tief ein und aus.

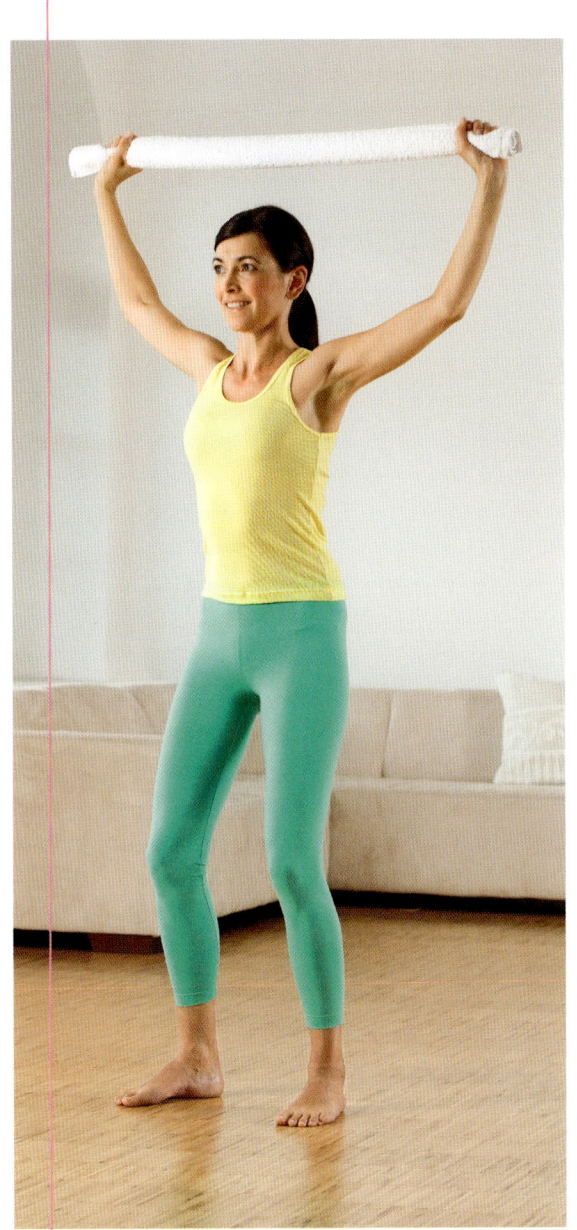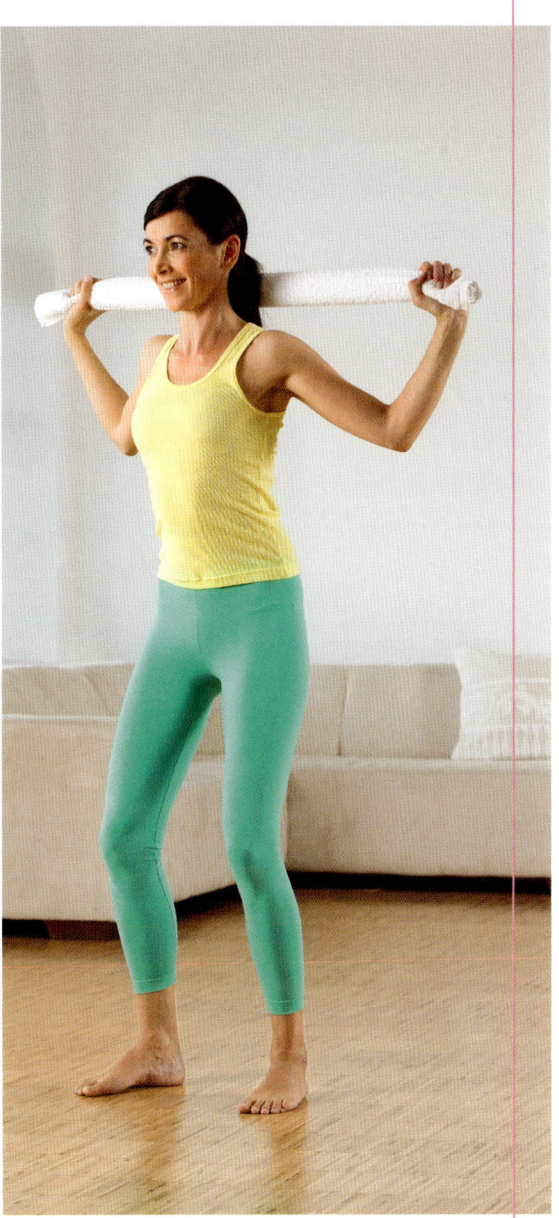

Rücken 3: ROW PULL

▶

AUSGANGSSTELLUNG

> Für diese Übung setzen Sie sich auf den Boden und greifen mit beiden Händen die Enden eines Handtuchs, das der Länge nach eingerollt ist. Das Handtuch sollte ca. 1 bis 1,50 Meter lang sein.
> Platzieren Sie Ihre Füße mittig auf dem Handtuch und richten Sie den Oberkörper senkrecht auf. Das Handtuch halten Sie an den Enden mit beiden Händen fest. Die Beine sind angewinkelt, wobei der Winkel von der Länge des Handtuchs abhängt.

DYNAMISCHE PHASE

> Mit dem Ausatmen ziehen Sie nun kräftig die Enden des Handtuchs zu sich heran und üben mit den Oberschenkeln einen leichten Gegendruck aus. Ihre Schultern sollten dabei immer nach hinten gezogen bleiben und der Oberkörper gerade gehalten werden.
> Mit dem Einatmen lösen Sie die Spannung wieder, halten aber den Rücken weiterhin gerade.

STATISCHE PHASE

> Halten Sie während der letzten Wiederholung die Spannung mit den Armen und dem Handtuch noch einmal acht Sekunden. Atmen Sie dabei ruhig und gleichmäßig weiter.

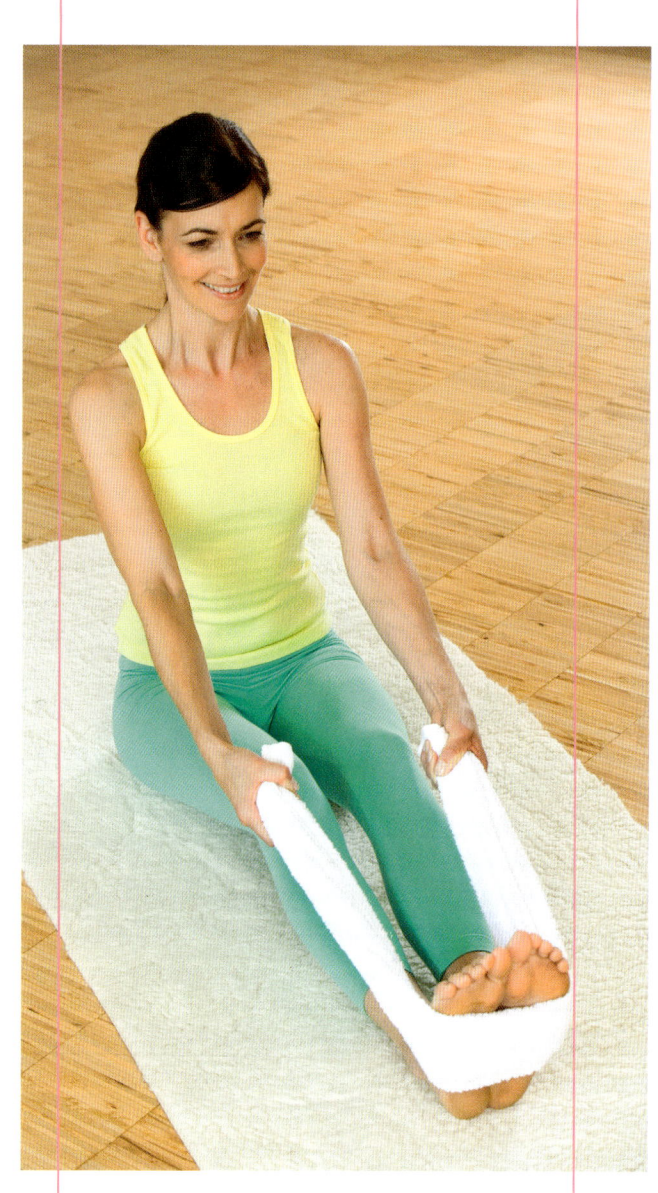

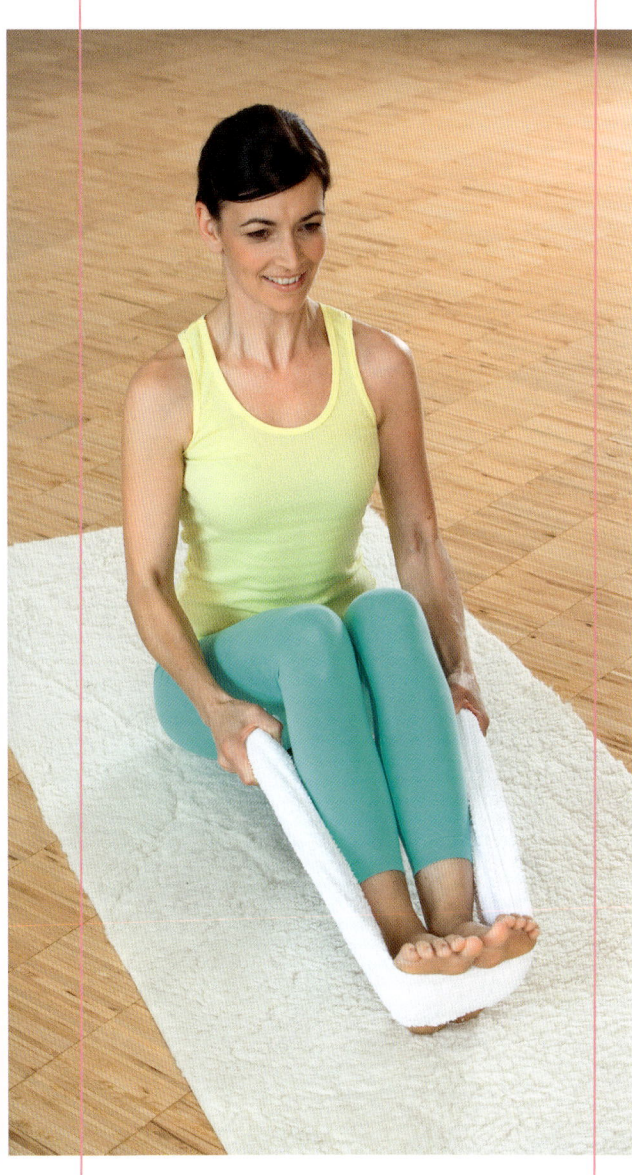

>> *Wählen Sie die Länge des Handtuchs nach Ihrer Beweglichkeit aus – zwischen 1 und 1,50 Meter sind ideal.*
>> *Führen Sie die Übung mit aufrechtem Oberkörper aus.*
>> *Die Schultern sollen bewusst nach hinten gezogen werden und in dieser Position bleiben.*
>> *Die Ellenbogen werden eng am Oberkörper vorbeigeführt.*
>> *Spannen Sie die Bauch-, Arm- und Rückenmuskulatur an.*
>> *Beim Einatmen die Beine ausstrecken, beim Ausatmen die Beine zum Oberkörper ziehen.*
>> *Halten Sie das Handtuch an den Enden fest.*

RELAX-PHASE

> Greifen Sie mit beiden Armen um Ihre Oberschenkel und drücken Sie Ihren Oberkörper nach hinten. Machen Sie Ihren Rücken dabei rund.
> Atmen Sie tief ein und aus. Sie können in dieser Position auch mehrmals mit rundem Rücken nach vorne und hinten am Boden abrollen oder hin und her schaukeln.

Rücken 4: ROW LIFT

▶

AUSGANGSSTELLUNG

> Stellen Sie sich einen Schritt entfernt vor einen Stuhl. Die linke Hand hält eine Wasserflasche, die je nach Ihrem Fitnesslevel gefüllt ist, und zeigt mit leicht gebeugtem Arm zum Boden. Den Oberkörper neigen Sie in Richtung Stuhl nach vorne und Ihr rechter Arm stützt sich auf der Sitzfläche des Stuhls ab.

> Je nach Beschaffenheit des Stuhls suchen Sie sich an der Sitzfläche einen geeigneten Halt mit der Hand, so wie es für Sie angenehm ist. Achten Sie darauf, dass Ihr Oberkörper ungefähr im rechten Winkel zu den Oberschenkeln geneigt ist.

Check Points – bitte beachten

>> *Achten Sie auf die Grundstellung: Oberkörper und Oberschenkel sollten einen rechten Winkel bilden.*

>> *Atmen Sie beim Anheben der Wasserflasche immer aus.*

>> *Bewegen Sie die Ellenbogen am Oberkörper vorbei und führen Sie die Aufwärtsbewegung so hoch wie möglich aus.*

>> *Drehen Sie während der Übung das Becken nicht zur Seite.*

> Den Rücken halten Sie gerade und die Bauchmuskeln sind während der gesamten Übung angespannt. Der Kopf wird in Verlängerung der Wirbelsäule gerade gehalten.

DYNAMISCHE PHASE

> Mit dem Ausatmen ziehen Sie Ihren linken Arm mit der Wasserflasche nach oben. Der Ellenbogen wird dabei ganz nah am Oberkörper so hoch wie möglich vorbeigeführt. Dabei sollte der Unterarm immer senkrecht zum Boden gehalten werden und nicht nach hinten ausweichen.

> Einatmend senken Sie den Arm so weit nach unten ab, dass er noch leicht gebeugt ist.

STATISCHE PHASE

> Führen Sie die Wasserflasche ein letztes Mal nach oben und halten Sie diese am höchsten Punkt noch einmal acht Sekunden. Atmen Sie ruhig und entspannt weiter und halten Sie den Atem auf keinen Fall an.

RELAX-PHASE

> Richten Sie sich auf, stellen Sie die Flasche vor sich auf dem Stuhl ab und schütteln Ihre Arme locker aus. Atmen Sie bewusst weiter.

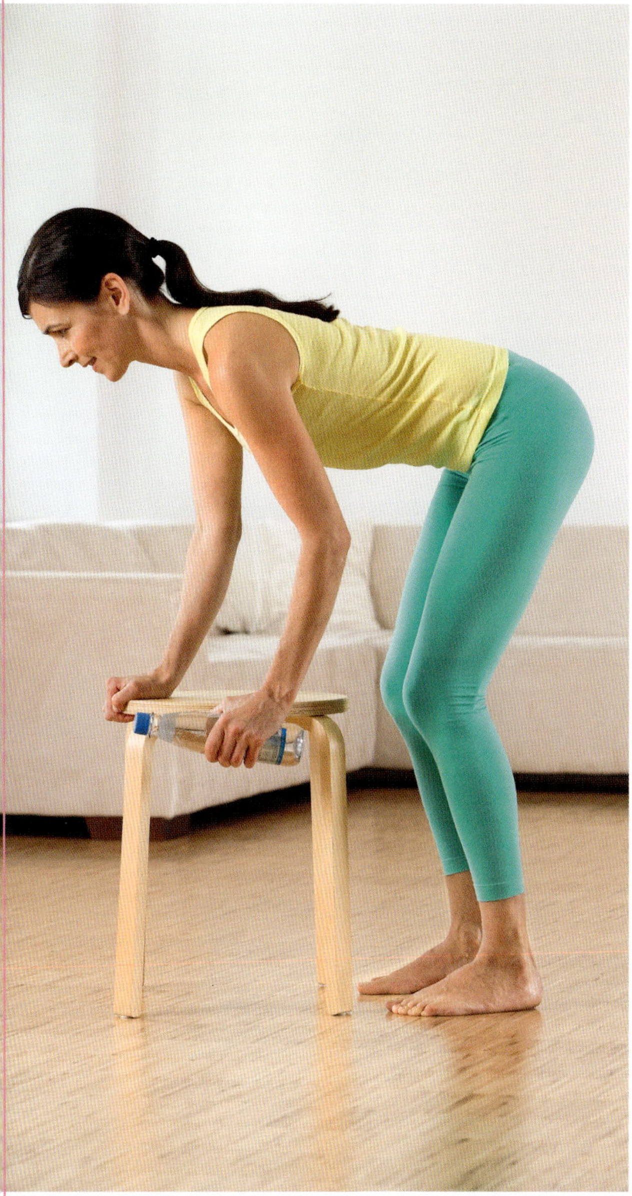

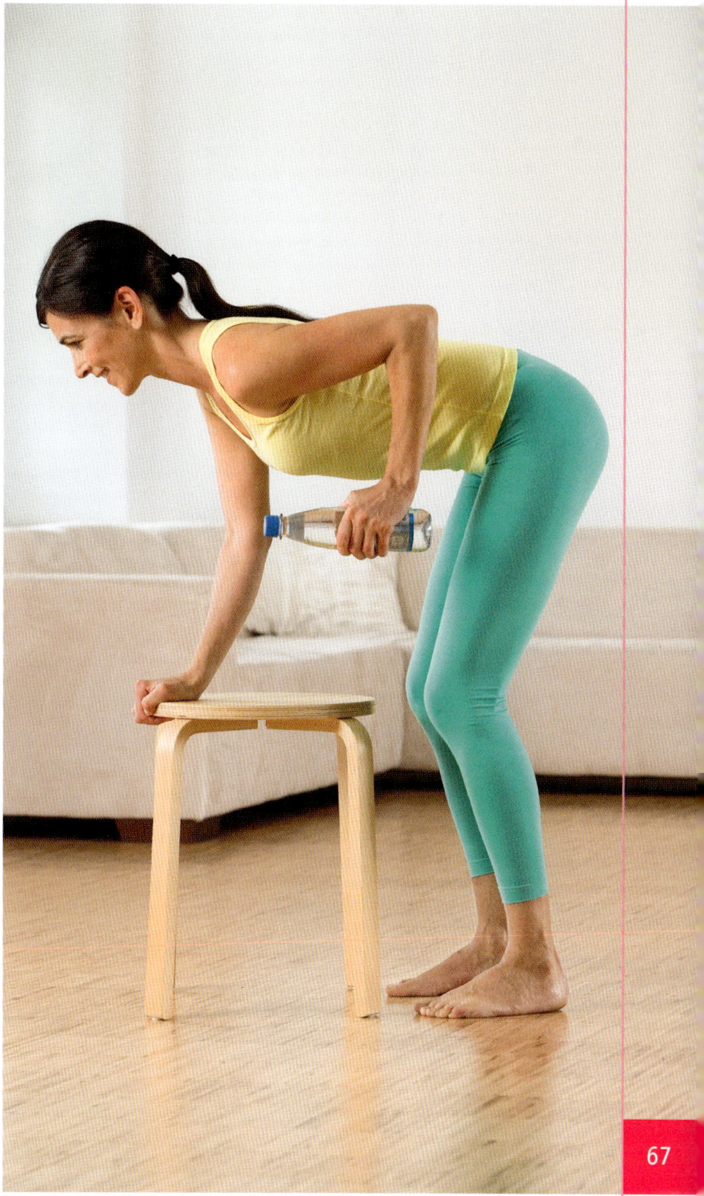

Rücken 5: BACK TWIST
(mit Ballon)

▶▶▶

AUSGANGSSTELLUNG

> Beginnen Sie die Übung im Stehen. Stellen Sie Ihre Füße hüftbreit auseinander, die Knie sind leicht gebeugt und das Becken ist aufgerichtet.

> Nehmen Sie einen Ballon zwischen Ihre Handflächen und knicken Sie den Oberkörper ein wenig nach unten ab. Der Körperschwerpunkt sollte im Gesäß liegen, wobei die Knie nicht über die Fußspitzen zeigen sollen.

Check Points – bitte beachten

>> Achten Sie darauf, dass Ihr Becken immer nach vorne zeigt und nicht bei der Drehbewegung mitgeht.

>> Halten Sie Rücken und Kopf in der Verlängerung der Wirbelsäule gerade.

>> Halten Sie den Ballon nicht zu nah am Oberkörper.

>> Führen Sie langsame und konzentrierte Bewegungen aus und richten Sie Ihre Aufmerksamkeit auf die korrekte Durchführung.

>> Halten Sie die Bauchspannung und achten Sie darauf, dass die Schultern nach hinten gezogen bleiben.

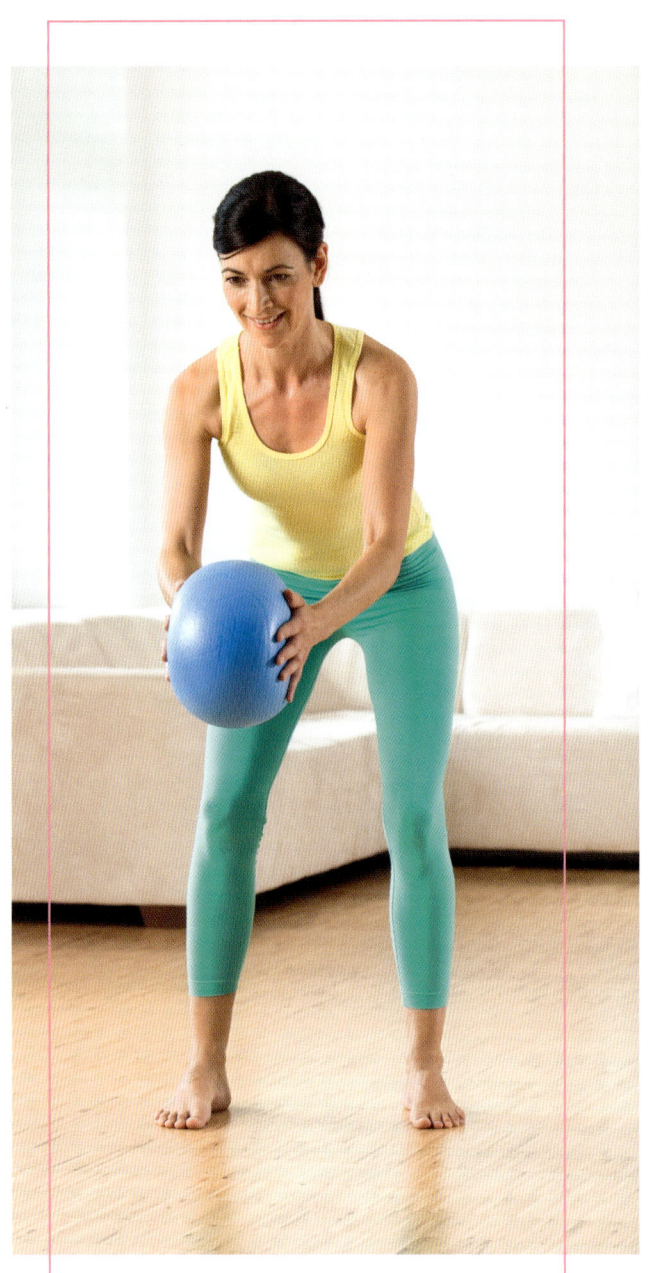

> Heben Sie den Ballon mit leicht angewinkelten Armen an, bis die Arme einen 90°-Winkel zu Ihrem Oberkörper bilden. Ziehen Sie Ihre Schultern nach hinten, geben Sie einen leichten bis mittelstarken Druck auf den Ballon und spannen Sie den Bauch an.

DYNAMISCHE PHASE

> Mit dem Ausatmen drehen Sie nun den Oberkörper zusammen mit dem Ballon zur rechten Seite, mit dem Einatmen wieder zurück zur Mitte.
> Während Sie das nächste Mal ausatmen, wenden Sie den Oberkörper zur linken Seite, einatmend wieder zur Mitte. Der Kopf geht bei dieser Drehbewegung mit und die Augen folgen der Bewegung.

STATISCHE PHASE

> Die statische Phase liegt wahlweise in der linken oder rechten Drehung. Verharren Sie in einer dieser Positionen noch einmal acht Sekunden und atmen Sie währenddessen tief weiter. Der Atem wird keinesfalls angehalten.

RELAX-PHASE

> Lassen Sie den Oberkörper mit rundem Rücken zum Boden hängen. Sie können den Ballon dabei zwischen den Händen halten oder weglegen. Beim Aufrichten führen Sie den Rücken langsam Wirbel für Wirbel nach oben. Atmen Sie tief ein und aus.

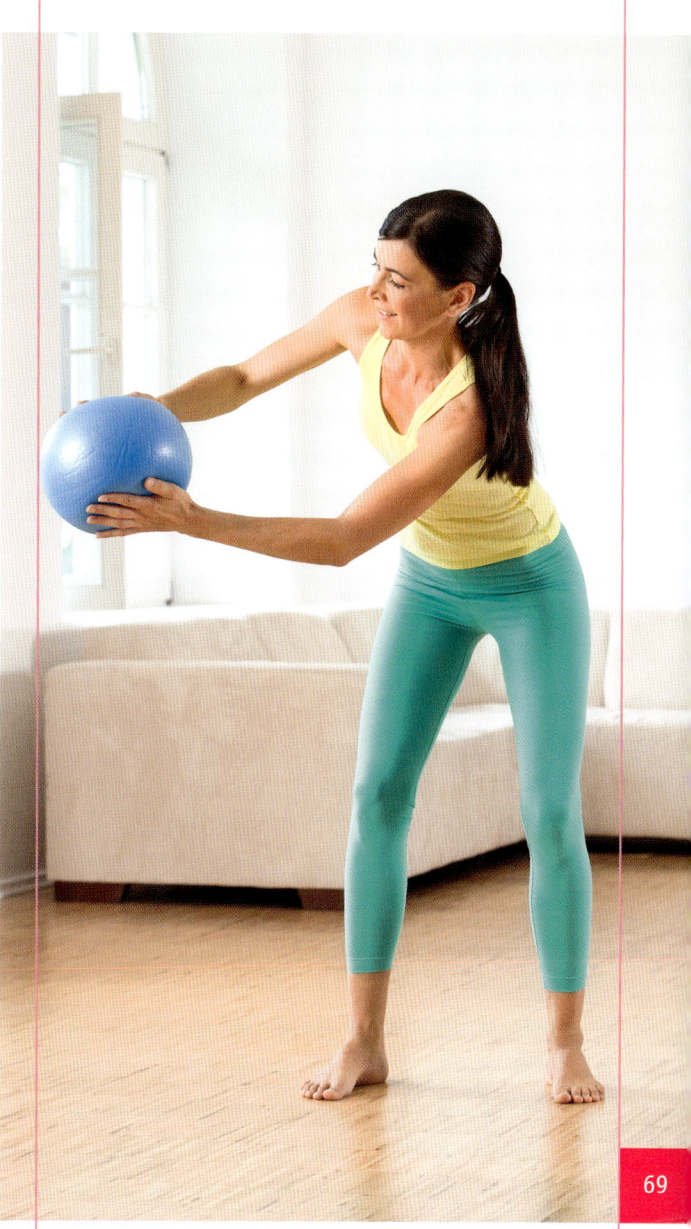

Rücken 6: BACK AROUND

AUSGANGSSTELLUNG

> Für diese Übung gehen Sie in die Bauchlage. Die Füße stellen Sie leicht geöffnet auf den Boden ab. Spannen Sie die Bauchmuskulatur an und strecken Sie die Arme nach vorne.

> Nehmen Sie eine Wasserflasche in die rechte Hand. Sollte Ihnen diese Position zu unangenehm sein, legen Sie sich ein gefaltetes Handtuch unter Ihr Becken, um es gut abzustützen. Das Gleiche gilt für Ihren Kopf: Entweder leicht anheben oder auf einem Handtuch oder kleinen Kissen bequem ablegen.

DYNAMISCHE PHASE

> Mit dem Ausatmen spannen Sie den Bauch an, heben beide Arme und führen sie in einem großen Bogen seitlich nach hinten. Direkt über Ihrer Lendenwirbelsäule übergeben Sie dann in einer fließenden Bewegung die Flasche von der rechten in die linke Hand.

> Während Sie einatmen werden beide Arme ausgestreckt nach vorne vor den Kopf geführt. Dort wird die Flasche wieder in die rechte Hand übergeben und während des Ausatmens nach hinten geführt. Je stärker Sie die Arme dabei durchstrecken, desto intensiver wirkt diese Übung.

STATISCHE PHASE

> Wenn Sie die Arme das letzte Mal nach hinten führen, übergeben Sie die Flasche nicht in die andere Hand, sondern lassen sie auf beiden geöffneten Handflächen liegen und halten die Flasche angehoben. Bleiben Sie in dieser statischen Position noch einmal acht Sekunden und atmen Sie tief weiter.

RELAX-PHASE

> Senken Sie den Kopf und die Arme langsam auf den Boden ab. Entspannen Sie in dieser Position für einen Moment.

Check Points – bitte beachten

>> *Führen Sie die Bewegung besonders langsam und gleichmäßig aus. Achten Sie auf Ihre Atmung.*

>> *Strecken Sie nach Möglichkeit die Arme durch und übergeben Sie die Flasche in einer fließenden Bewegung.*

>> *Es empfiehlt sich, die Übung zunächst einmal auszuführen und nach einer kurzen Pause die Richtung zu wechseln.*

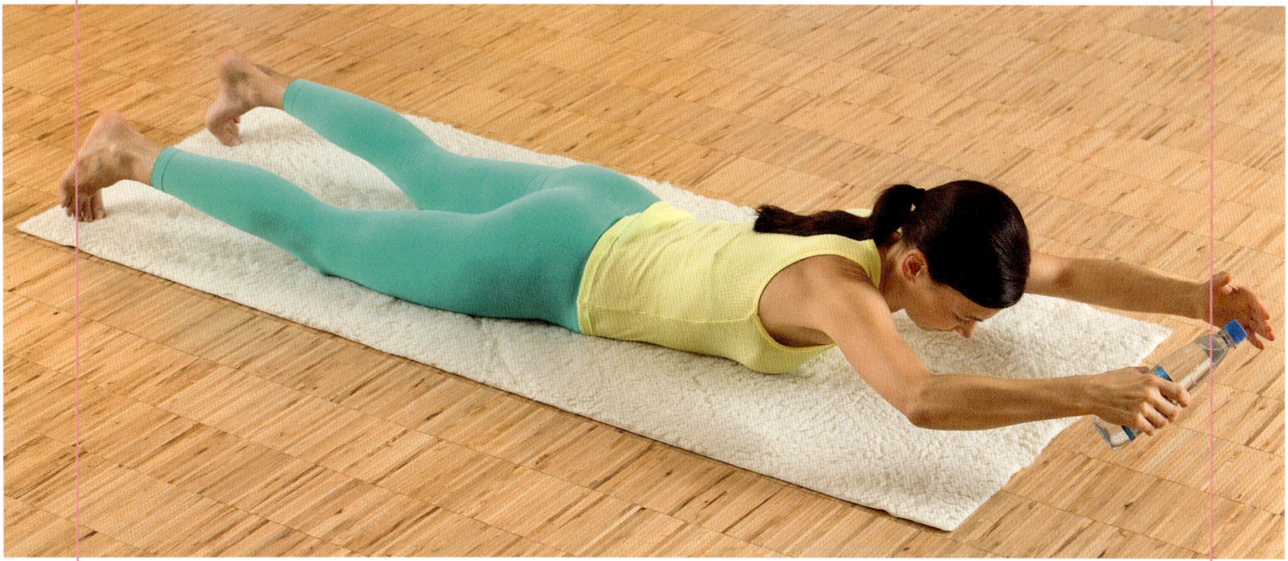

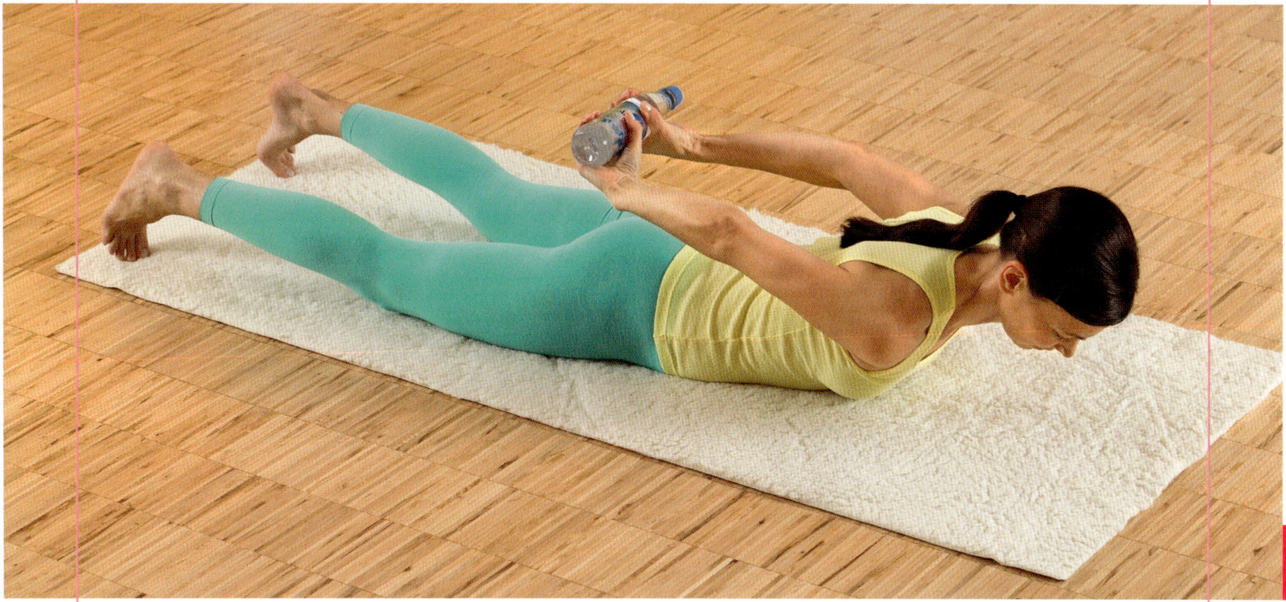

Beine 1: LEG PRESS INSIDE (mit Ballon)

AUSGANGSSTELLUNG

> Beginnen Sie diese Übung in der rechten Seitenlage. Ihr rechter Arm ist gebeugt, und Ihr Kopf ruht auf dem Oberarm. Den linken Arm winkeln Sie an und stützen die Handfläche vor Ihrer Brust auf den Boden. Ihre Finger zeigen parallel zum Körper.
> In angewinkelter Stellung halten die Knie einen Ballon. Um ihn zu fixieren, üben Sie leichten Druck durch die Knieinnenseiten auf den Ballon aus.

DYNAMISCHE PHASE

> Erhöhen Sie den Druck auf den Ballon beim Ausatmen, indem Sie die Oberschenkelinnenseiten zusammenzuführen versuchen. Die Spannung kurzzeitig halten.
> Während Sie einatmen, öffnen Sie die Oberschenkel wieder leicht und geben etwas Körperspannung auf, so dass sich der Druck auf den Ballon verringert.

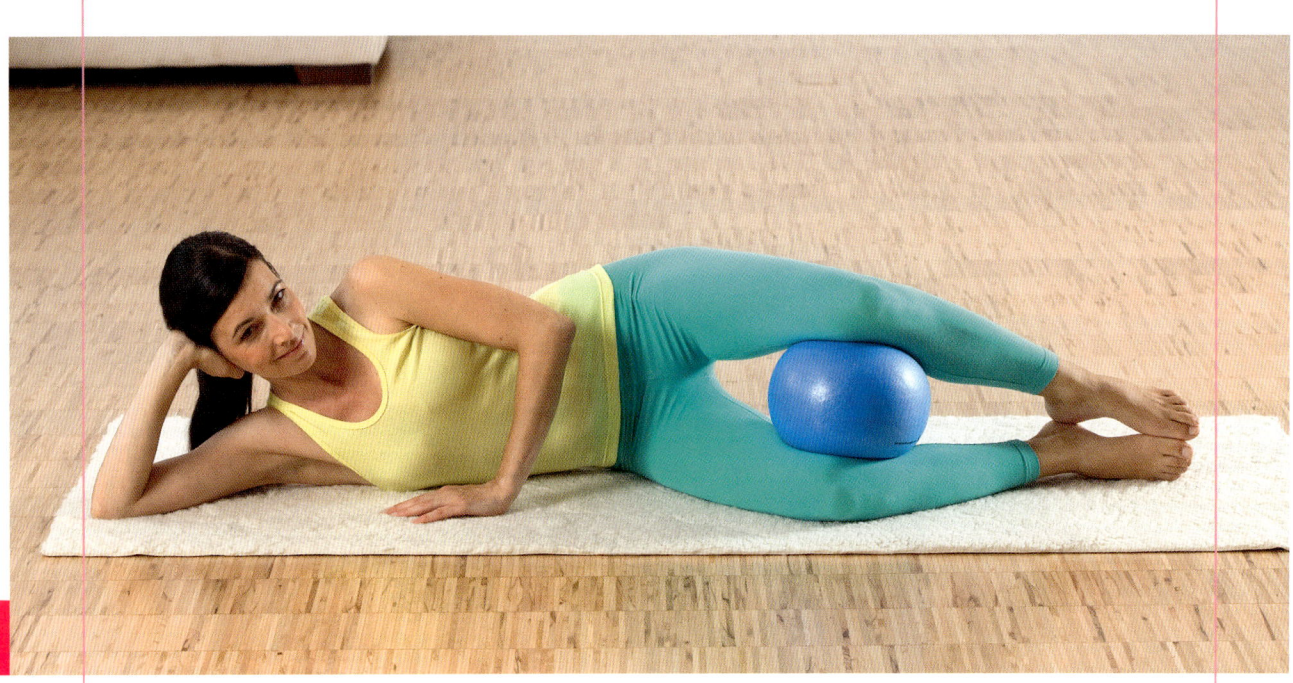

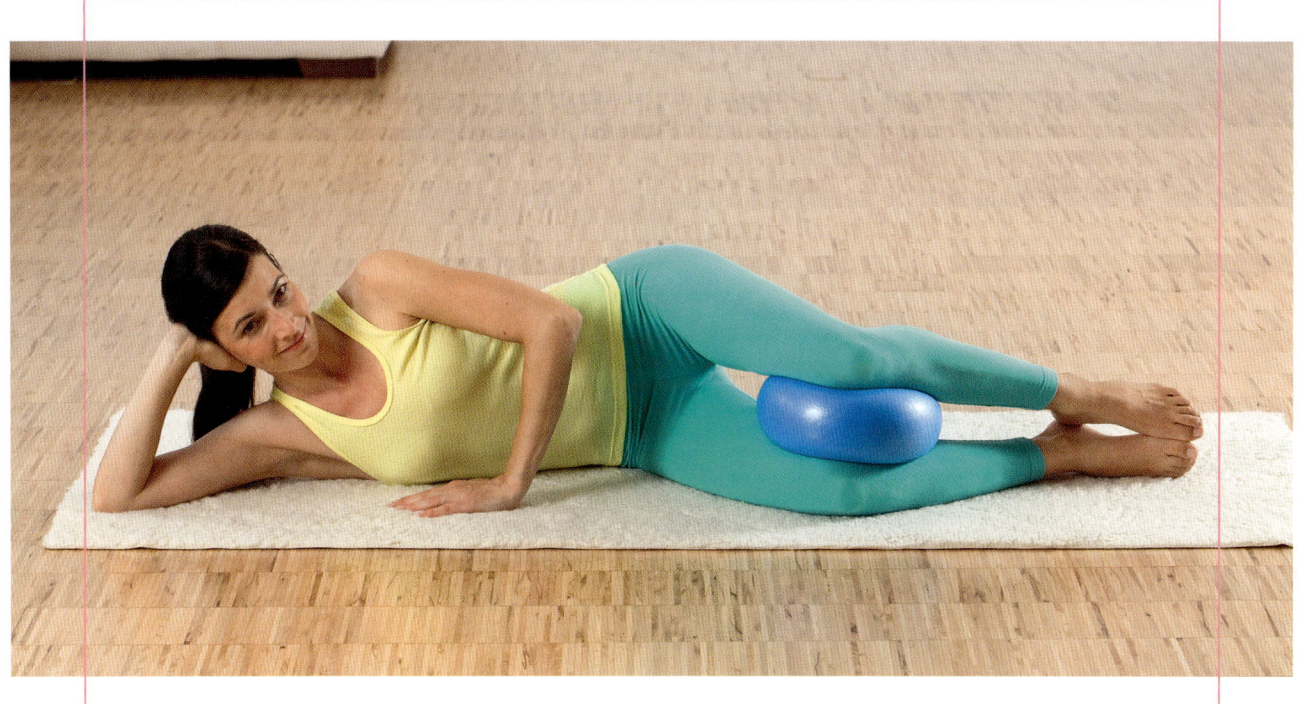

STATISCHE PHASE

> Nach der letzten Wiederholung pressen Sie die Oberschenkel so stark wie möglich zusammen. Halten Sie die Spannung noch einmal acht Sekunden. Achten Sie darauf, während der statischen Phase bewusst und tief weiterzuatmen.

RELAX-PHASE

> Lösen Sie den Druck auf den Ballon. Wippen und rollen Sie den Ballon locker zwischen Ihren Beinen, ohne die Seitenlage zu verlassen.

Check Points – bitte beachten

>> Achten Sie darauf, dass das Becken eine möglichst gerade Linie zum Körper bildet und nicht nach vorne oder hinten kippt.
>> Führen Sie die Übung langsam und aufmerksam aus.
>> Je mehr Wiederholungen, desto besser! Steigern Sie die Anzahl mit der Zeit.

Beine 2: LEG LIFT & KICK

AUSGANGSSTELLUNG

> Sie starten diese Übung in der rechten Seitenlage. Die Oberschenkel liegen dabei übereinander und sind leicht angewinkelt. Der Kopf ist angehoben und wird von Ihrem rechten Arm abgestützt.

> Den linken Arm winkeln Sie vor Ihrem Oberkörper an und setzen die Handfläche vor der Brust auf den Boden. Die Finger weisen parallel zum Körper. Das linke Bein wird gestreckt angehoben, der Fuß ist dabei angewinkelt.

DYNAMISCHE PHASE

> Während des Ausatmens führen Sie das linke, gestreckte Bein vor den Oberkörper, ungefähr bis auf Beckenhöhe. Halten Sie das Bein parallel zum Boden und neigen Sie das Becken nicht nach vorne oder hinten.

> Mit dem Einatmen führen Sie das Bein wieder zurück, ohne es auf dem anderen Bein abzulegen. Bringen Sie es stattdessen schräg nach oben und halten Sie bewusst während der gesamten Übung die Spannung im Bein aufrecht.

STATISCHE PHASE

> Bei der letzten Wiederholung strecken Sie das Bein wieder vor dem Oberkörper ganz durch. Dort halten Sie es unter Anspannung der Po- und Oberschenkelmuskulatur noch einmal acht Sekunden. Achten Sie darauf, während der statischen Phase ruhig weiterzuatmen. Halten Sie den Atem auf keinen Fall an.

RELAX-PHASE

> Lassen Sie nun das linke Bein wieder sinken, so dass es auf dem unteren, rechten Bein zu liegen kommt. Gehen Sie dann in die Rückenlage und entspannen Sie sich für einige Augenblicke, bevor Sie die Übung auf der anderen Seite wiederholen. Atmen Sie in der Pause mehrere Male tief in den Bauch hinein.

Check Points – bitte beachten

>> *Führen Sie die Bewegung des Oberschenkels so hoch wie möglich aus.*

>> *Knicken Sie nicht mit dem Becken nach vorne ab, halten Sie es in einer gerade Linie zum Körper. Kontrollieren Sie Ihren Beckenstand auch während der Übung immer wieder.*

>> *Führen Sie die Übung langsam und bewusst aus.*

>> *Bei der Bewegung nach vorne sollte der Oberschenkel parallel zum Boden gehalten werden.*

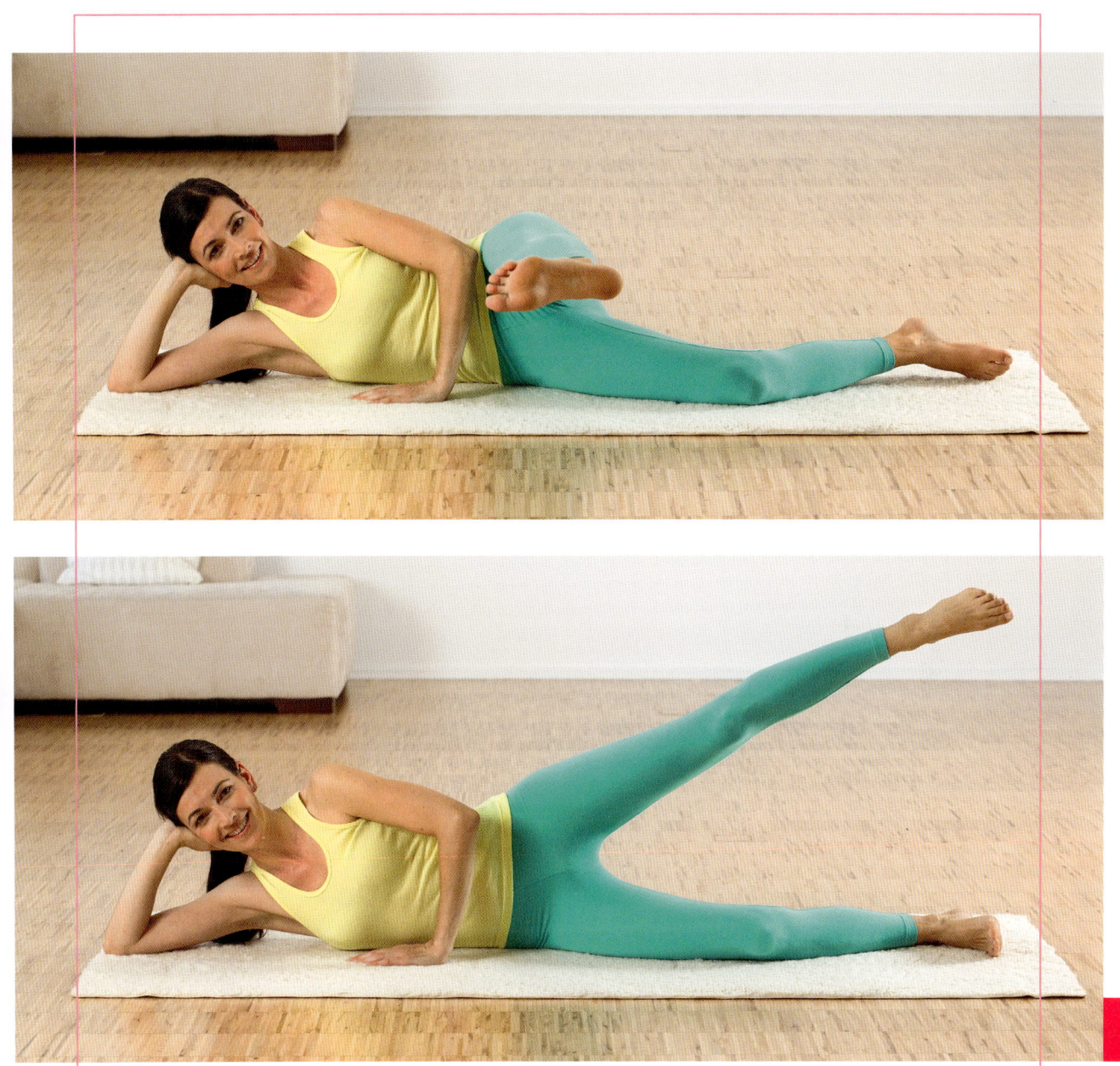

Beine 3: SKATER

AUSGANGSSTELLUNG

> Nehmen Sie zu Beginn der Übung eine lockere Standposition ein. Die Beine stehen hüftbreit nebeneinander, die Knie sind leicht gebeugt und die Pomuskulatur ist angespannt.

> Beugen Sie Ihren Oberkörper jetzt etwas nach vorne und verlagern Sie Ihren Schwerpunkt dabei gleichzeitig nach hinten. Ihre Arme liegen mit nach oben gewandten Handflächen locker auf dem Rücken. Die Schulten werden bewusst nach hinten unten gezogen.

Check Points – bitte beachten

>> *Achten Sie darauf: Oberkörper und der Oberschenkel, auf dem der Schwerpunkt liegt, sollen in etwa eine Line bilden.*

>> *Die Knie zeigen nicht über die Fußspitzen hinaus.*

>> *Führen Sie diese so einfach scheinende Übung langsam und kontrolliert aus.*

>> *Halten Sie dabei den Rücken gerade und ziehen Sie die Schultern nach hinten.*

DYNAMISCHE PHASE

> Mit dem Ausatmen verlagern Sie Ihren Schwerpunkt zur rechten Seite, so dass Ihr Oberkörper in einer Linie über dem rechten Oberschenkel steht. Wenn Sie in dieser Position sicheren Halt haben, heben Sie noch Ihren linken Oberschenkel seitlich an.

> Einatmend bewegen Sie den Oberkörper wieder zur Mitte. Senken Sie Ihren rechten Oberschenkel dabei wieder ab und kommen Sie in die Ausgangsstellung zurück. Beim nächsten Ausatmen verlagern Sie den Schwerpunkt zur anderen Seite und führen die Übung auf der linken Seite aus.

STATISCHE PHASE

> Versuchen Sie bei der letzten Wiederholung die seitliche Position »einzufrieren«. Halten Sie noch einmal acht Sekunden die Balance und damit die Spannung in der Po- und Beinmuskulatur. Atmen Sie in dieser statischen Haltung tief weiter und halten Sie den Atem keinesfalls an.

RELAX-PHASE

> Kommen Sie in die Ausgangsstellung zurück und schütteln Sie die Beine mehrmals locker aus. Atmen Sie drei-, viermal tief ein und aus und führen Sie die gesamte Übung nochmals aus.

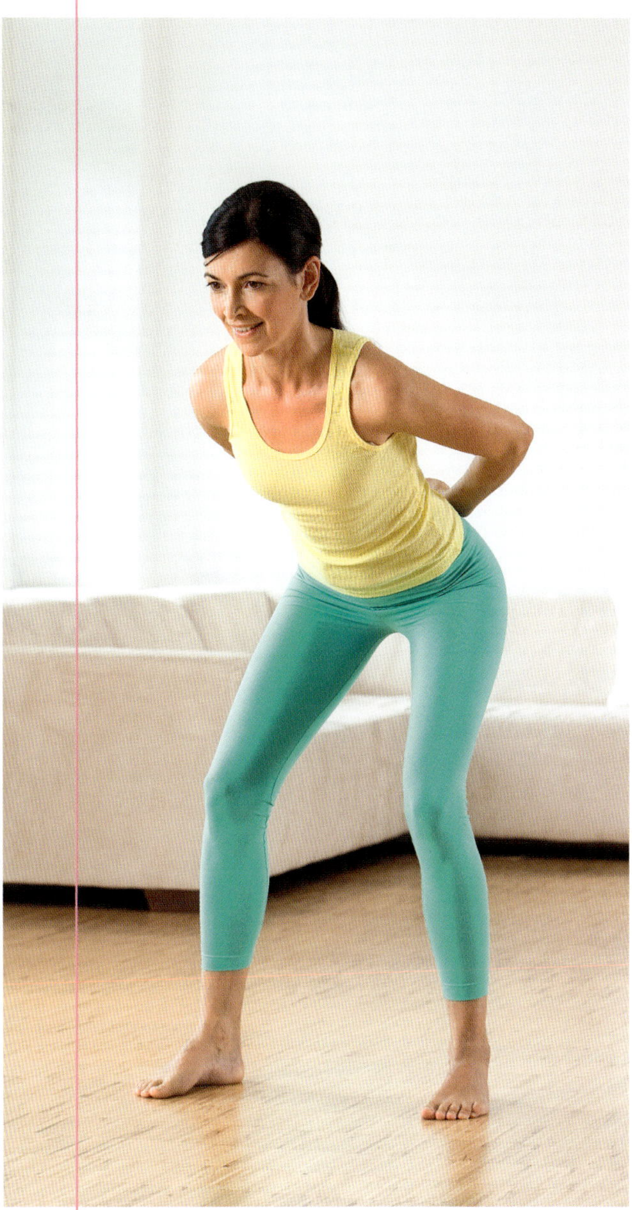

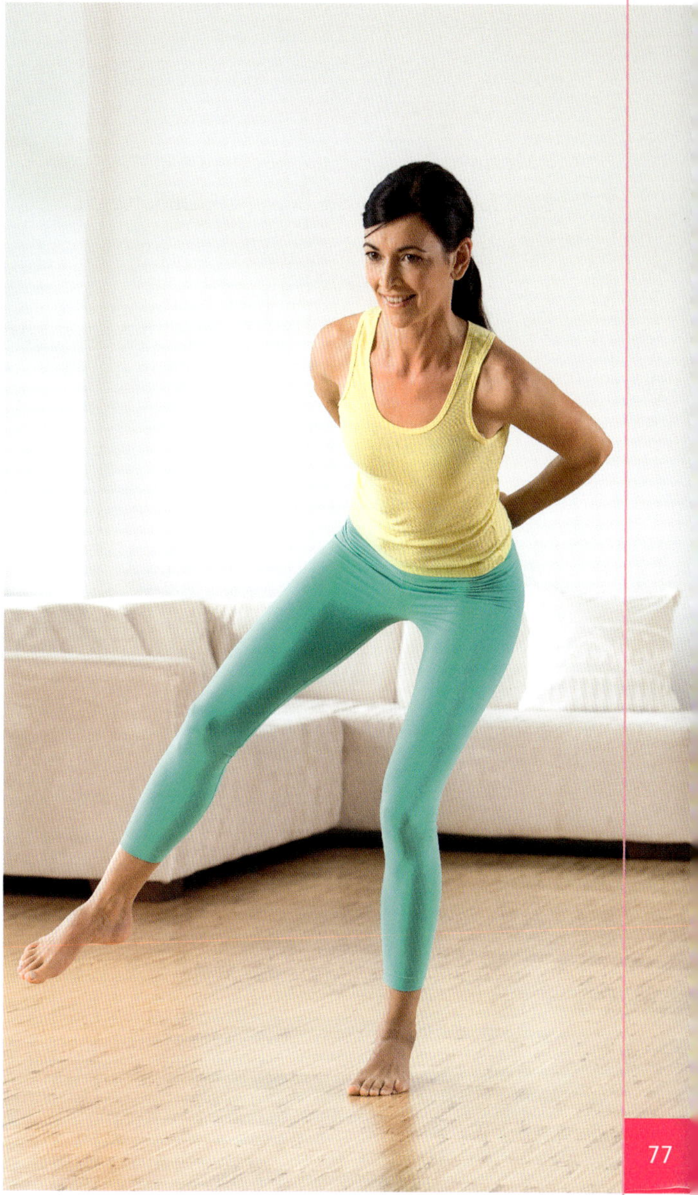

Beine 4: SQUAT BY WALL (mit Ballon)

AUSGANGSSTELLUNG

> Stellen Sie sich mit dem Rücken zur Wand. Der Abstand sollte ungefähr einen Schritt betragen. Ihre Beine stehen hüftbreit auseinander, die Füße sind parallel und zeigen nach vorne.

> Gehen Sie jetzt etwas in die Hocke und platzieren Sie nun einen Ballon hinter Ihrem Rücken. Lehnen Sie sich damit gegen die Wand. Der Ballon sollte dabei in etwa in Höhe des Kreuzbeins bzw. Beckens festgeklemmt sein.

Check Points – bitte beachten

>> *Atmen Sie bei der Aufwärtsbewegung bewusst aus.*

>> *Strecken Sie die Beine nicht ganz durch.*

>> *Halten Sie den Rücken während der gesamten Übung gerade.*

>> *Platzieren Sie den Ballon in der Ausgangsstellung direkt hinter dem Becken: Während der Übung wird er ganz von selbst etwas nach oben rutschen.*

>> *Die Füße stellen Sie am besten hüftbreit und parallel zueinander, die Fußspitzen zeigen während der ganzen Übung nach vorn.*

DYNAMISCHE PHASE

> Beim Einatmen rollen Sie mit dem Oberkörper und dem Ballon im Rücken langsam abwärts. Gehen Sie dabei so tief nach unten, dass Oberschenkel und Unterschenkel in etwa einen rechten Winkel bilden.

> Während der Ausatmung rollen Sie über den Ballon an der Wand langsam wieder nach oben. Die Beine dabei nie ganz durchstrecken, der Rücken bleibt die ganze Zeit gerade.

STATISCHE PHASE

> Bei der letzten Wiederholung halten Sie die tiefste Position in der Hocke nochmals für etwa acht Sekunden. Sie können diese Phase verstärken, wenn Sie die Fußspitzen dabei etwas anheben. Halten Sie den Atmen jedoch nicht an, sondern lassen Sie ihn frei strömen.

RELAX-PHASE

> Lösen Sie den Druck vom Ballon und richten Sie sich langsam wieder auf. Verlagern Sie den Schwerpunkt von einem zum anderen Bein und atmen Sie einige Male tief ein und aus, bevor Sie die Übung wiederholen.

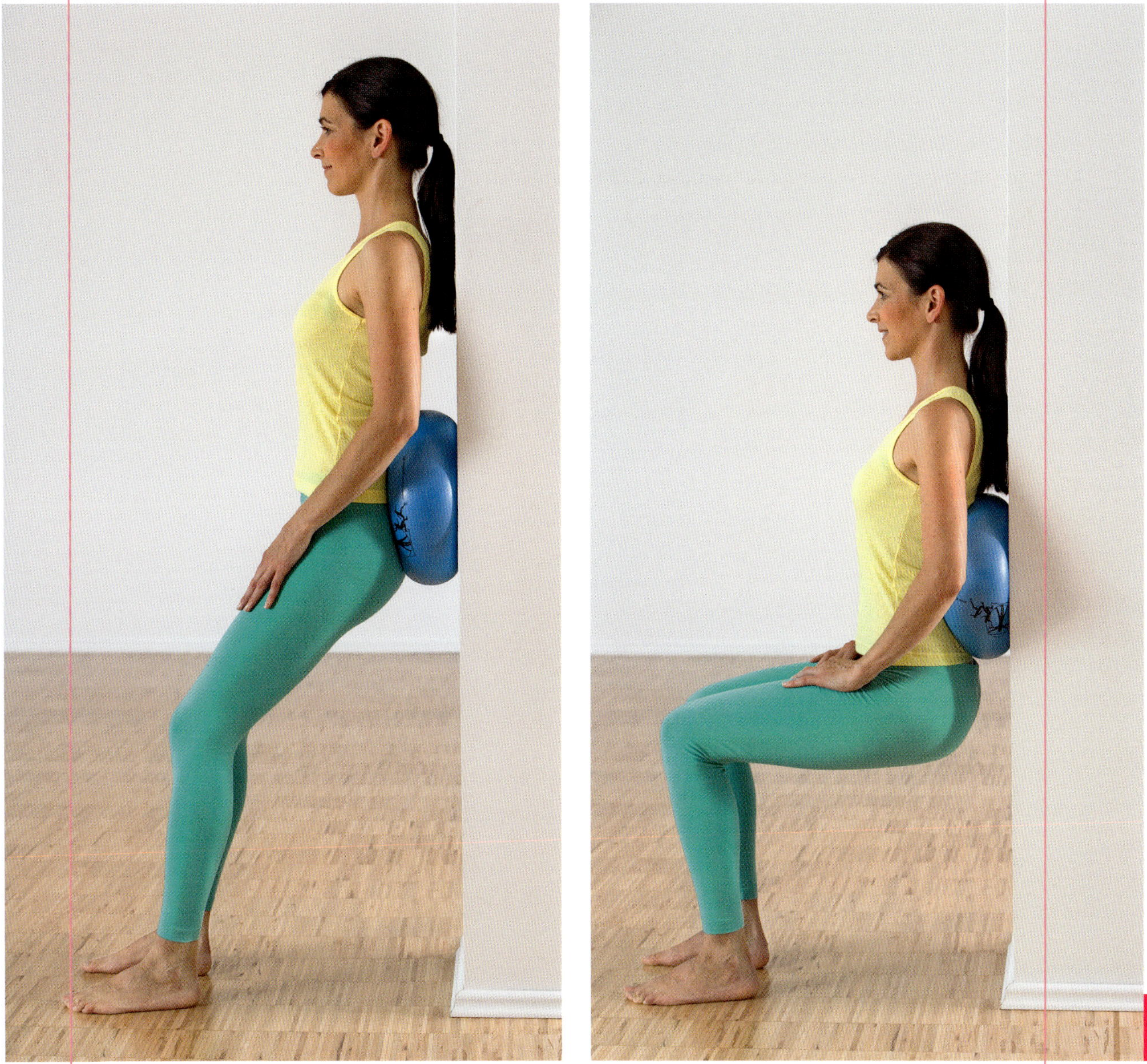

Beine 5: POPO CROUCH

AUSGANGSSTELLUNG

> Diese Übung wird im Stehen ausgeführt. Nachdem Sie eine bequeme Standposition eingenommen haben, setzten Sie den linken Fuß eine Fußlänge nach vorne und beugen leicht die Knie. Verlagern Sie Ihr Körpergewicht dann auf den linken Fuß und senken Sie Ihren Oberkörper leicht nach vorne ab.

> Der rechte Fuß, auf dem nun kein Körpergewicht mehr ruht, berührt nur mit der Fußspitze den Boden, um das Gleichgewicht zu halten. Ihre Arme nehmen Sie jetzt nach hinten und legen Sie mit verschränkten Handflächen auf den Rücken.

Check Points – bitte beachten

>> *Die Kniespitzen sollen nicht über die Fußspitzen zeigen.*
>> *Halten Sie Ihren Kopf leicht im Nacken nach hinten.*
>> *Bringen Sie den Körperschwerpunkt nur auf den vorderen Fuß und behalten Sie ihn während der gesamten Übung dort. Die Schultern bleiben hinten.*

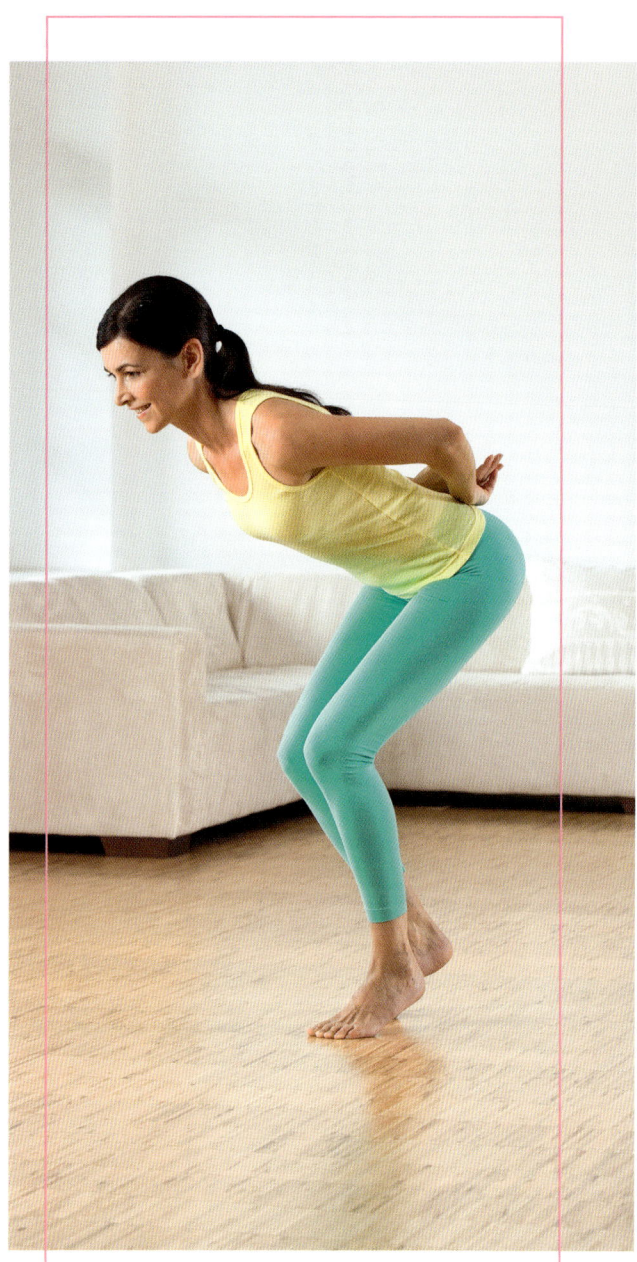

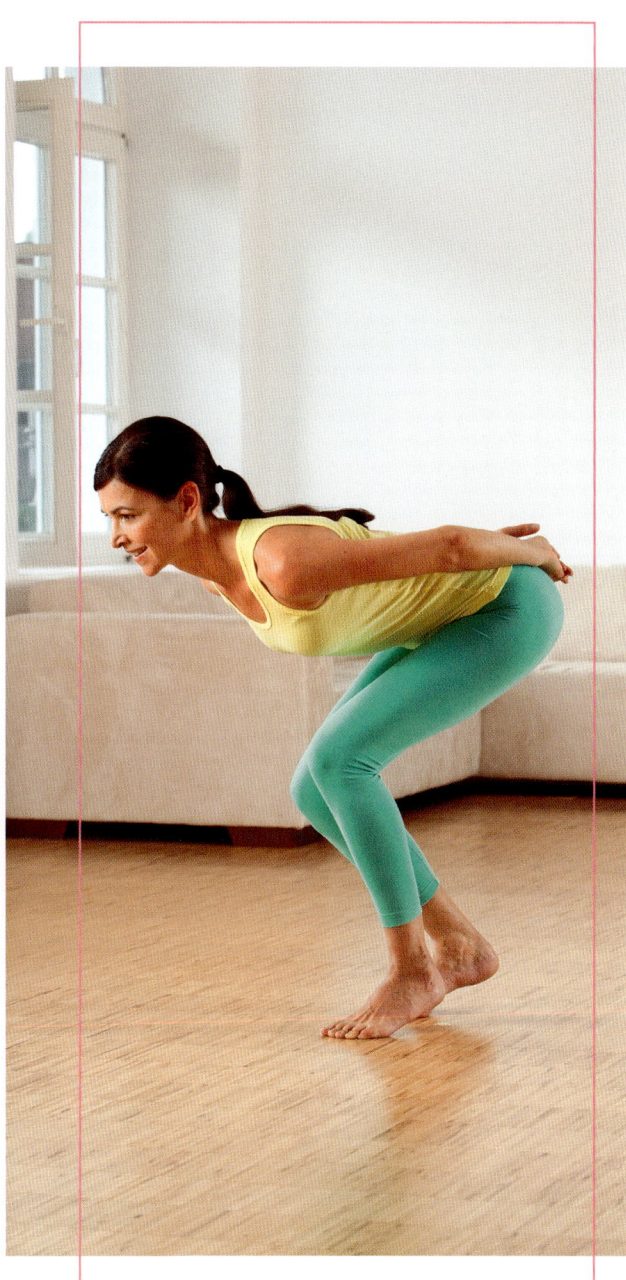

DYNAMISCHE PHASE

> Während Sie einatmen, senken Sie Ihren Oberkörper nach unten und die Knie werden weiter gebeugt. Dabei sollte der Oberkörper kurz den linken Oberschenkel berühren.
> Ausatmend richten Sie den Oberkörper wieder etwas auf. Die Auf- und Abbewegung sollte synchron zur Atmung mehrere Male erfolgen.
> Die optimale Wirkung der Übung wird erzielt, wenn der Körperschwerpunkt wirklich ausschließlich auf dem vorderen Fuß liegt. Noch stärker wirkt diese Übung, wenn Sie beim vorderen Fuß die Ferse anheben und die Übung nur auf dem Fußballen ausführen.

STATISCHE PHASE

> Bei der letzten Abwärtsbewegung verharren Sie mit Ihrem Oberkörper noch einmal etwa acht Sekunden nahe beim Oberschenkel. Atmen Sie dabei tief weiter und halten Sie den Atem keinesfalls an.

RELAX-PHASE

> Kommen Sie zurück in die Standposition. Schütteln Sie Ihre Beine aus und strecken Sie Ihre Arme kurz in Richtung Decke. Atmen Sie ein paar Mal tief ein und aus, bevor Sie die Übung mit dem anderen Bein ausführen.

Po 1: SQUAT

▶ **AUSGANGSSTELLUNG**

> Stehen Sie locker und mit leicht gebeugten Knien. Die Füße sind dabei hüftbreit geöffnet, das Gewicht haben Sie gleichmäßig auf beiden Beinen verteilt.

> Ihre Hände liegen entspannt auf dem Rücken. Versuchen Sie, die Arme so locker wie möglich zu halten. Ihre Wirbelsäule und der Kopf sind gerade aufgerichtet.

DYNAMISCHE PHASE

> Beim Ausatmen spannen Sie die Po- und Oberschenkelmuskulatur bewusst an und machen mit

Check Points – bitte beachten

>> *Neigen Sie Ihren Oberkörper nicht zu weit nach vorne, stattdessen verlagern Sie Ihren Schwerpunkt bewusst nach hinten.*

>> *Führen Sie diese Übung bewusst sauber und langsam aus.*

>> *Achten Sie darauf, dass die Knie-spitzen nicht über die Fußspitzen zeigen.*

>> *Ziehen Sie die Schultern nicht hoch, sondern nach hinten.*

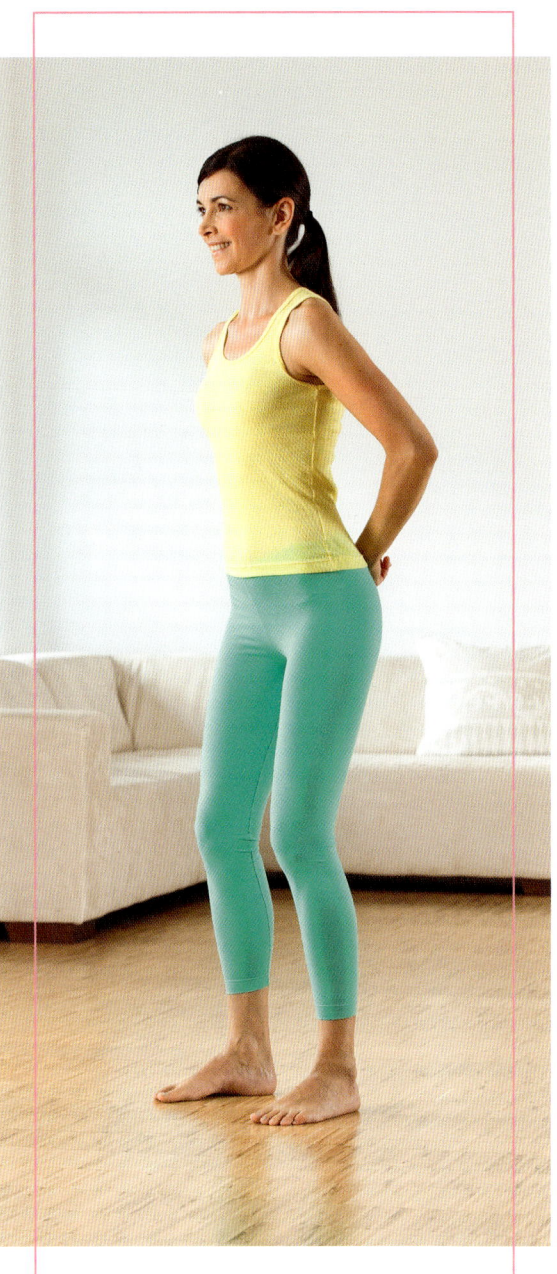

dem rechten Bein einen kleinen Ausfallschritt zur rechten Seite. Dabei beugen Sie die Knie und neigen den Oberkörper nach vorne. Gleichzeitig werden die Arme vor dem Kopf diagonal zur Decke gestreckt. Sie können Ihre Finger dabei ineinander verschränken, die Handflächen sollten einander aber auf jeden Fall berühren.

> Einatmend richten Sie sich auf und kommen wieder zurück in die aufrechte Ausgangsposition. Dann beugen Sie sich erneut nach vorne und führen die Übung zur linken Seite aus.

STATISCHE PHASE

> Am Ende der letzten Wiederholung verharren Sie in der Hocke. Die Arme weisen in Richtung Decke und die Knie sollen dabei nicht über die Fußspitzen zeigen. Spüren Sie die Spannung in der Rücken-, Po- und Oberschenkelmuskulatur. Halten Sie diese für acht Sekunden und atmen Sie dabei tief und bewusst weiter.

RELAX-PHASE

> Kommen Sie in die Ausgangsstellung zurück und lassen Sie die Arme locker seitlich hängen. Schütteln Sie Ihre Arme und Beine leicht aus, schließen Sie die Augen und entspannen Sie kurz im Stehen. Danach führen Sie die Übung mit neuer Kraft aus.

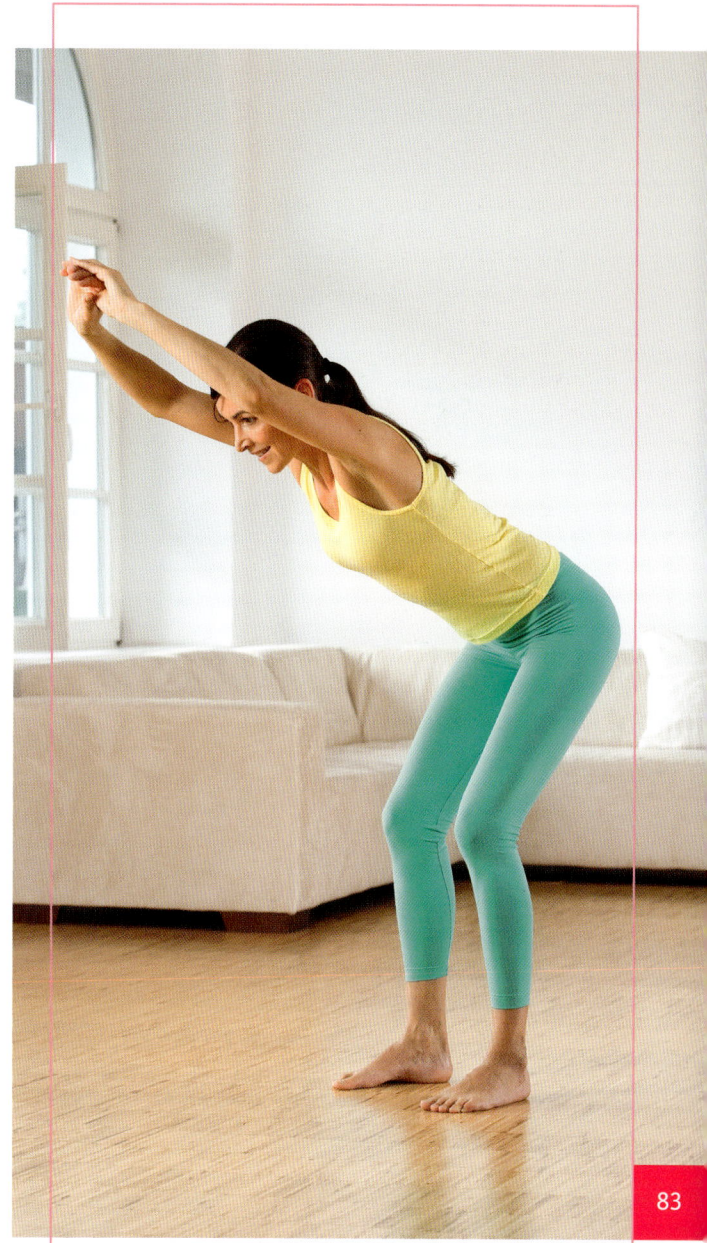

Po 2: ONE SIDE LEG LIFT

▶▶ ▶▶

AUSGANGSSTELLUNG

> Nehmen Sie für diese Übung die Bauchlage ein. Verschränken Sie Ihre Unterarme vor dem Kopf, die Handflächen liegen übereinander auf dem Boden. Legen Sie Ihre Stirn auf den Handflächen ab. Die Beine liegen geschlossen, die Füße sind ausgestreckt.

> Führen Sie nun den linken Unterschenkel zum Gesäß. Ober- und Unterschenkel sollten dabei einen 90°-Winkel bilden.

DYNAMISCHE PHASE

> Atmen Sie aus und heben Sie Ihren linken Oberschenkel an. Dabei sollte er so hoch geführt werden, dass das Becken bzw. der Beckenknochen noch die Berührung zum Boden behalten.

> Einatmend senken Sie den Oberschenkel bis knapp über den Boden, ohne die Spannung in Po- und Oberschenkelmuskulatur zu lockern. Das andere Bein liegt ausgestreckt am Boden.

STATISCHE PHASE

> Am Ende der Übung bleibt der Oberschenkel angehoben. Halten Sie die Spannung noch einmal acht Sekunden. Atmen Sie in dieser statischen Phase tief und ruhig weiter.

Check Points – bitte beachten

>> *Sollten Sie einen Unterschied in der linken und rechten Poseite bemerken, konzentrieren Sie sich auf die schwächere und führen Sie die Übung auf dieser Seite noch bewusster und intensiver aus.*

>> *Der Beckenknochen soll während der Aufwärtsbewegung den Bodenkontakt nicht verlieren!*

>> *Heben Sie Ihren Oberschenkel immer beim Ausatmen und spannen Sie dann ganz bewusst die Bauchmuskulatur an.*

>> *Der Kopf liegt während der gesamten Übung ruhig auf Ihren Armen.*

>> *Der angehobene Fuß wird bei dieser Übung abgewinkelt, der am Boden liegende ist gestreckt.*

>> *Führen Sie das abgewinkelte Bein möglichst gerade nach oben.*

RELAX-PHASE

> Lassen Sie Ihren Oberschenkel auf den Boden sinken und schütteln ihn leicht aus. Der Kopf ruht dabei auf den Handflächen und Sie entspannen kurz. Atmen Sie mehrere Male bewusst ein und aus, bevor Sie die Übung mit dem anderen Bein wiederholen.

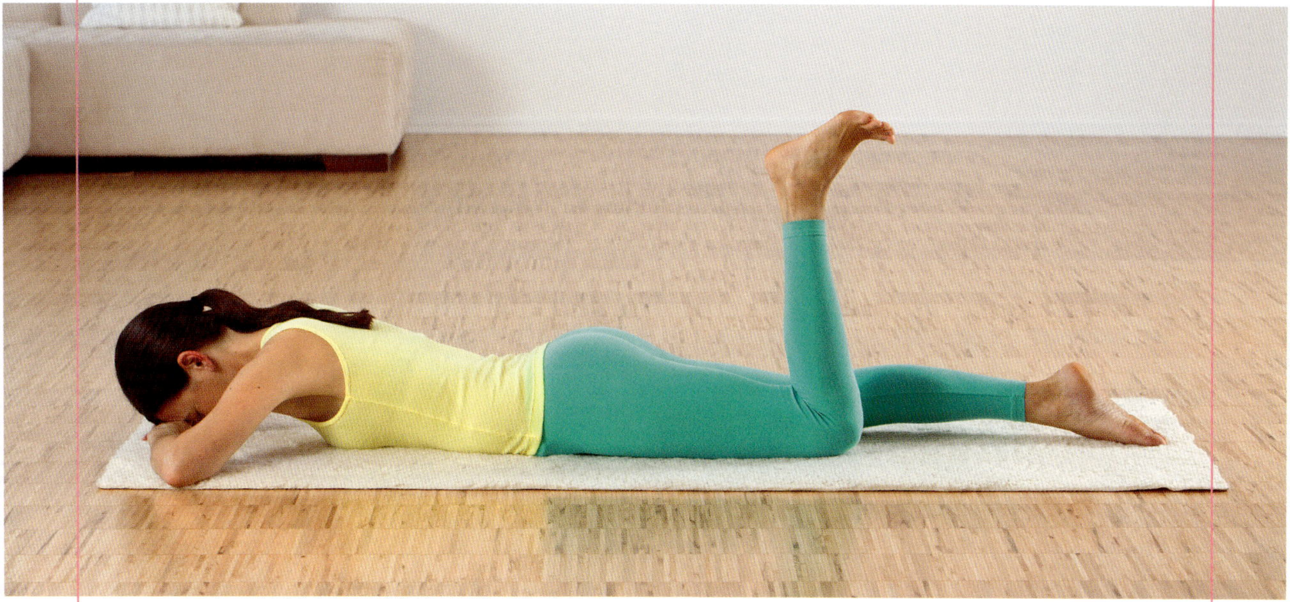

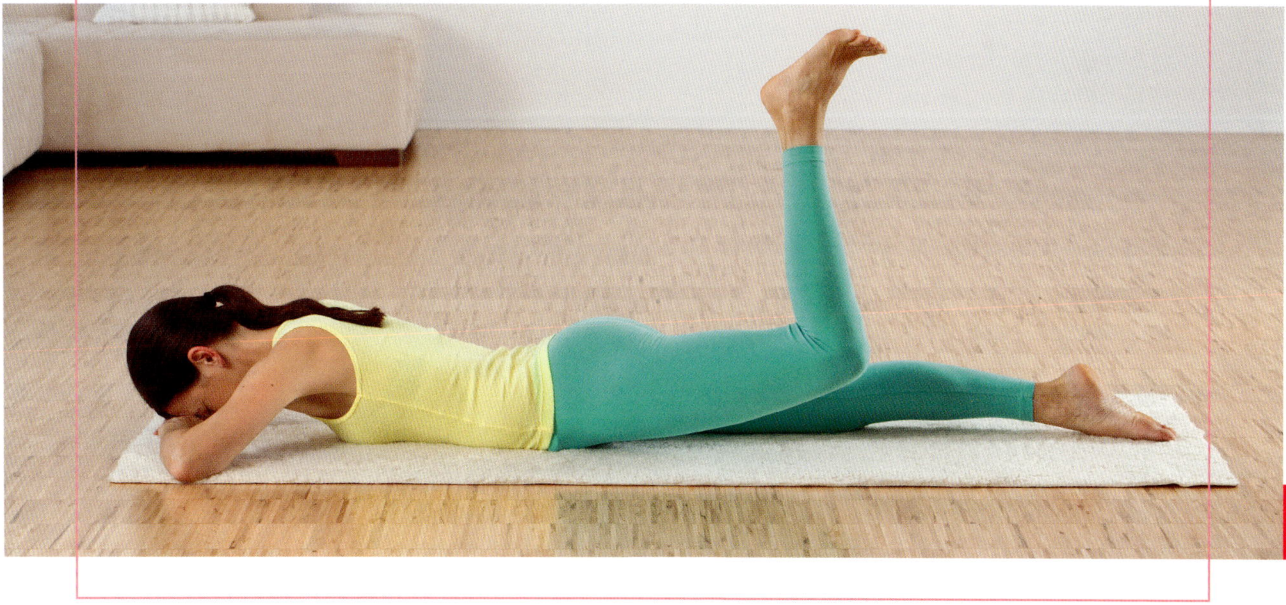

Po 3: PELVIS LIFT

▶ ▶ ▶

AUSGANGSSTELLUNG

> Beginnen Sie die Übung auf dem Rücken liegend.
Die Beine sind dabei angewinkelt aufgestellt, die
Füße hüftbreit auseinander. Ihre Arme liegen seitlich am Körper, etwa im 45°-Winkel. Dadurch
können Sie besser das Gleichgewicht halten.

> Heben Sie jetzt das Becken an und legen Sie Ihren
rechten Fuß auf den linken Oberschenkel. Heben
Sie zusätzlich die linke Ferse.

Check Points – bitte beachten

>> *Versuchen Sie, das Becken so weit
wie möglich nach oben zu bringen.*
>> *Die Ferse bleibt während der ge-
samten Übung angehoben.*
>> *Achten Sie auf einen lockeren
Schultergürtel.*
>> *Führen Sie die Übung auch mit
dem anderen Bein aus.*

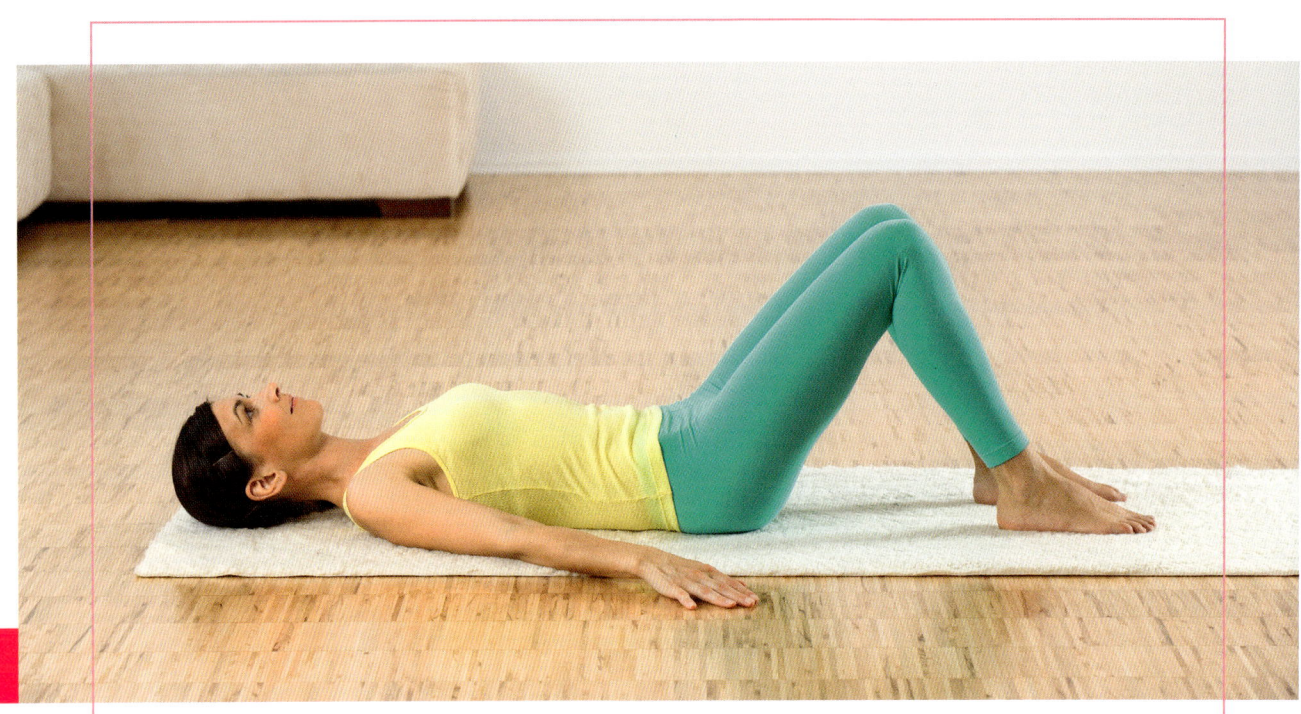

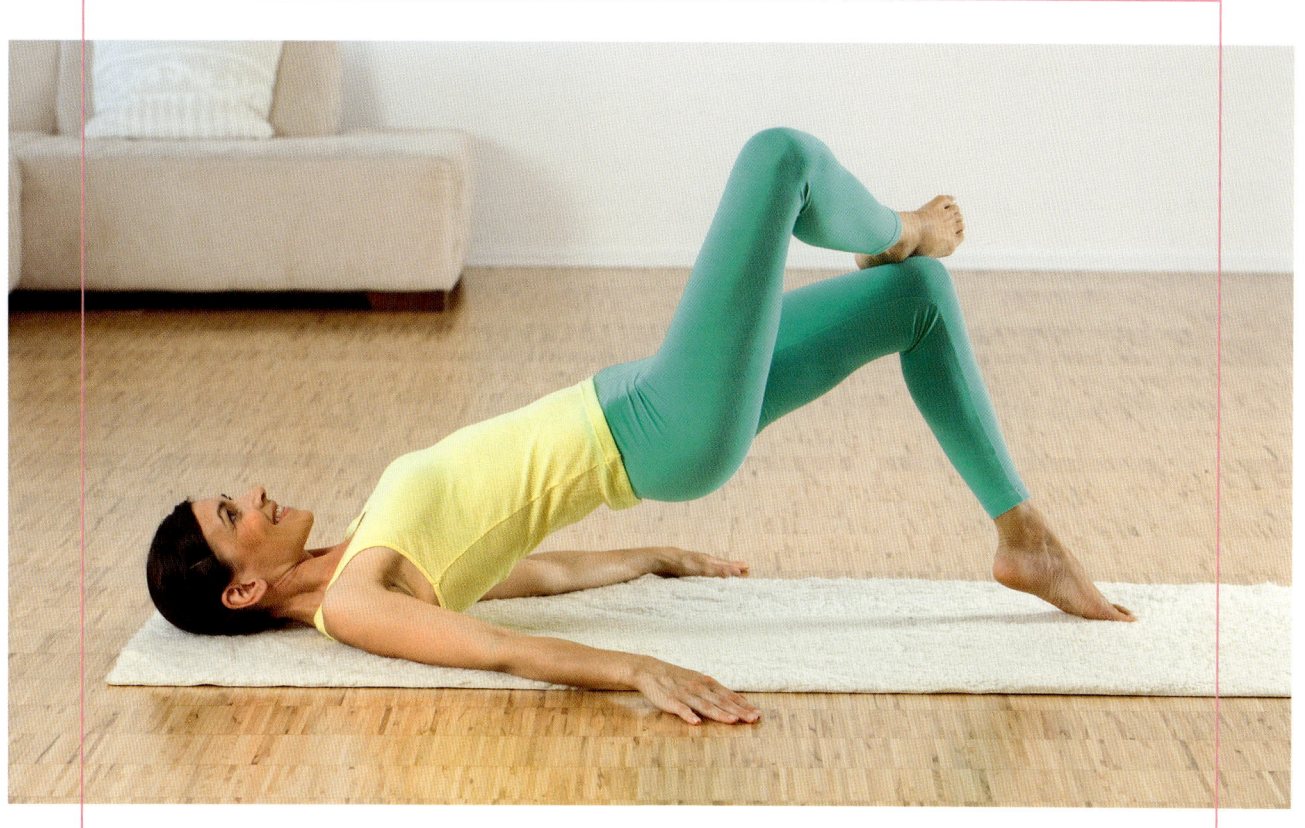

DYNAMISCHE PHASE

> Während Sie ausatmen, schieben Sie das Becken langsam weiter nach oben. Dabei soll es so weit wie möglich angehoben werden, bis es in etwa eine Linie mit Oberschenkeln und Oberkörper bildet.

> Beim Einatmen senken Sie das Becken etwas ab, ohne den Boden zu berühren. Die Übung lässt sich intensiver ausführen, wenn Sie die Handflächen bewusst gegen den Boden drücken.

STATISCHE PHASE

> Bei der letzten Aufwärtsbewegung halten Sie die höchste Beckenposition noch einmal acht Sekunden. Atmen Sie in dieser statischen Phase tief und ruhig weiter.

Kurze Übungsprogramme für den Quickstart

Im folgenden Kapitel finden Sie fünf Programme, die Ihnen zu einem schnellen Einstieg ins tägliche Training verhelfen. Die Übungen stärken gezielt die Muskulatur verschiedener Körperzonen und kurbeln die Fettverbrennung an. Anhand der Gute-Figur-Quickies können Sie sich auch Ihr ganz persönliches Programm zusammenstellen, z. B. für die Mittagspause oder morgens nach dem Aufstehen. Führen Sie die einzelnen Übungen langsam und intensiv aus. Nach jeder Übung sollten Sie sich eine kurze Pause gönnen, da die Muskulatur stark angeregt wird.

1. Übungsprogramm für die Problemzonen - ein ganzheitliches Training, das Übungen für alle Problemzonen enthält.

2. Übungsprogramm für einen flachen Bauch - ein intensives Programm, um die Bauchmuskeln zu aktivieren.

3. Übungsprogramm für schlanke Beine und einen straffen Po - für alle, die den Fettzellen an Oberschenkeln und Po den Kampf ansagen wollen. Das Training verhilft zu wohlgeformten Beinen und einem knackigen Po.

4. Übungsprogramm für tolle Arme - die Armmuskulatur wird gezielt gestärkt und baut überflüssige Fettdepots ab.

5. Übungsprogramm für einen schönen Rücken - neben dem optischen Effekt eines gut trainierten Rückens steht hier auch der gesundheitliche Aspekt im Vordergrund. Durch einen starken Rücken entstehen viele Beschwerden erst gar nicht.

Die kurzen Work-Outs dienen dazu,

>> *Ihre Muskulatur zu stärken,*
>> *die Fettverbrennung in den Muskeln anzuregen und damit mehr Kalorien zu verbrennen,*
>> *den Stoffwechsel zu erhöhen,*
>> *das Bindegewebe zu straffen,*
>> *den Kreislauf anzuregen,*
>> *Ihre Gesundheit und Ihr positives Körpergefühl zu stärken.*

Übungsprogramm für die Problemzonen

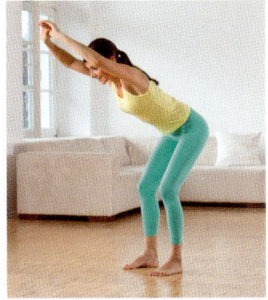

Po: Squat S. 82/83

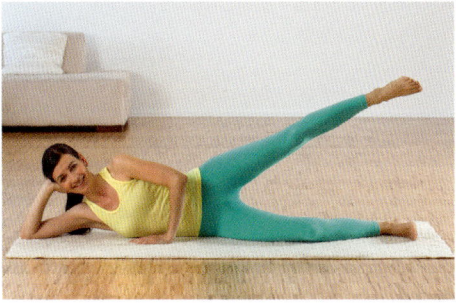

Beine: Leg Lift & Kick S. 74/75

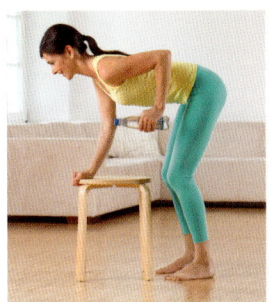

Rücken: Row Lift S. 66/67

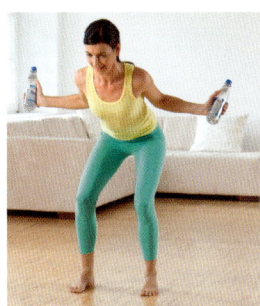

Schultern: Shoulder Back S. 52/53

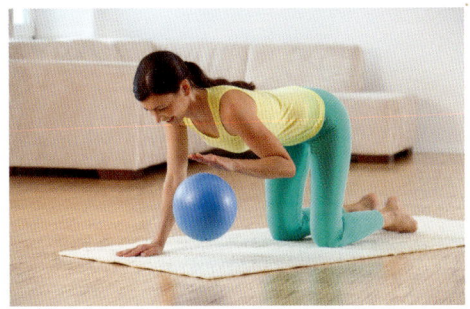

Arme: Arms Push Up & Down S. 42/43

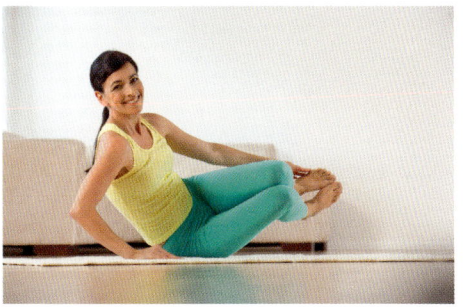

Bauch: Belly Side Curl S. 28/29

Übungsprogramm für einen flachen Bauch

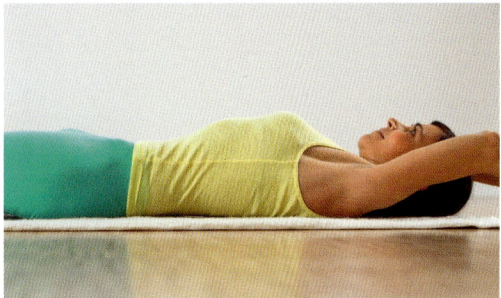

Bauch: Strength Press S. 20/21

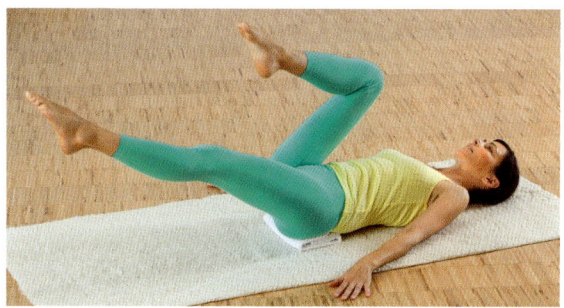

Bauch: Belly Cross Curl S. 22/23

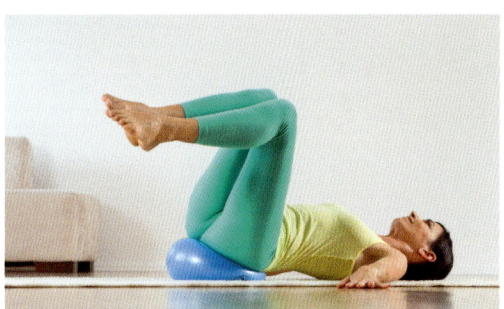

Bauch: Belly Twist S. 30/31

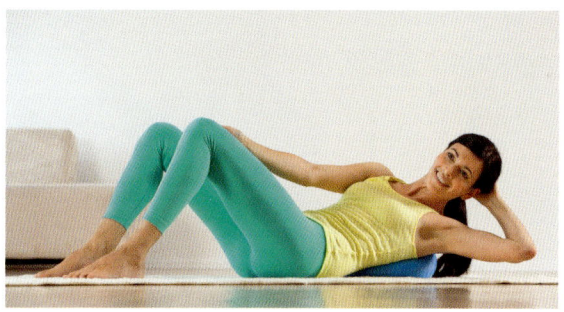

Bauch: Twisted Crunch S. 26/27

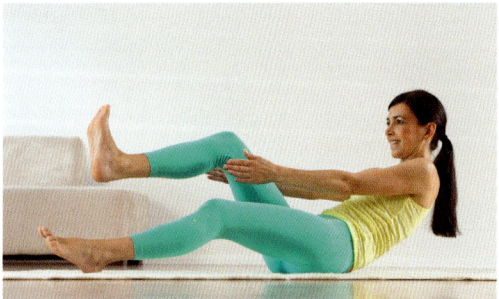

Bauch: Belly For Power S. 32/33

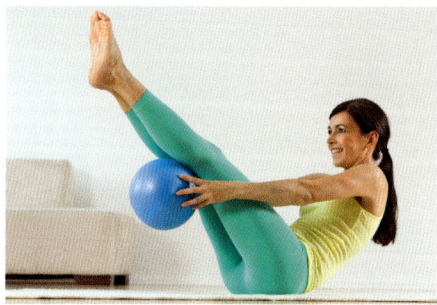

Bauch: Jack Knife Crunch S. 34/35

Übungsprogramm für schlanke Beine und einen straffen Po

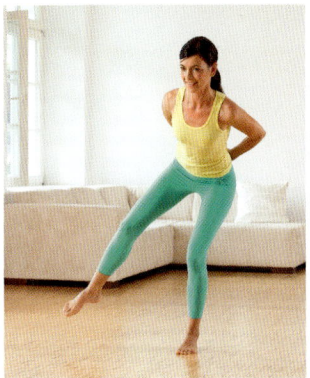

Beine: Skater S. 76/77

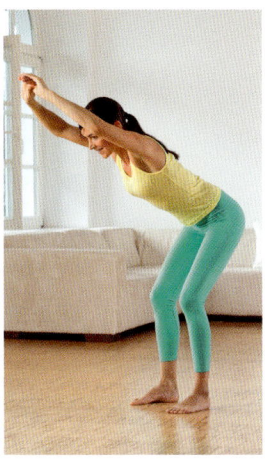

Po: Squat S. 82/83

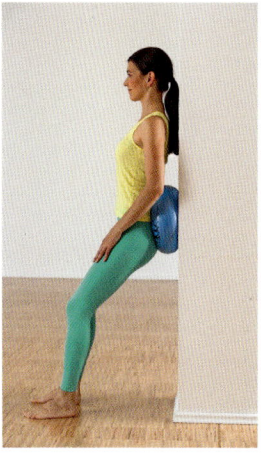

**Beine:
Squat By Wall S. 78/79**

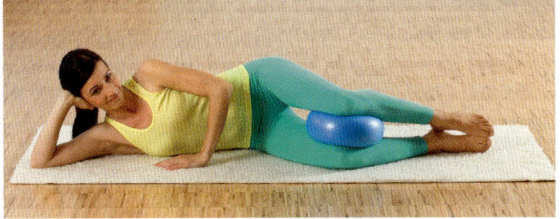

Beine: Leg Press Inside S. 72/73

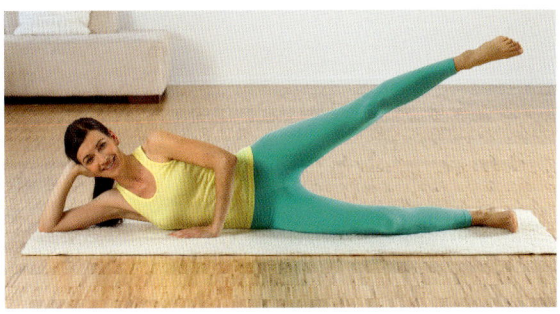

Beine: Leg Lift & Kick S. 74/75

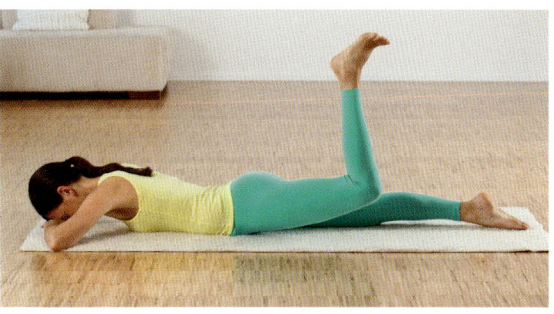

Po: One Side Leg Lift S. 84/85

Übungsprogramm für tolle Arme

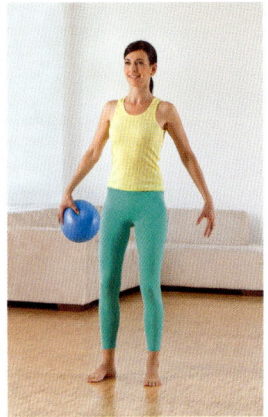

Oberkörper:
Strength Work
S. 36/37

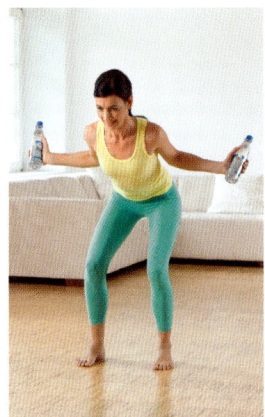

Schultern:
Shoulder Back
S. 52/53

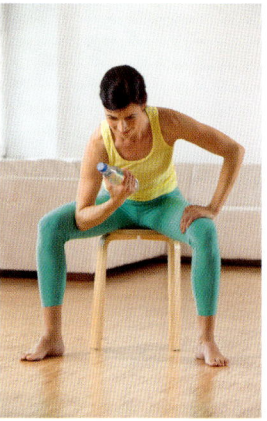

Arme:
Bizeps Curl S. 38/39

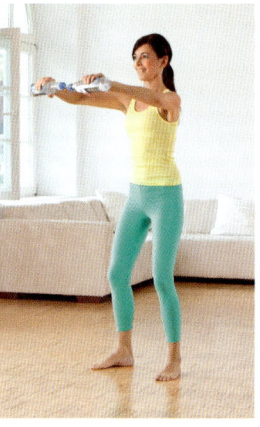

Schultern:
Shoulder Push & Pull
S. 46/47

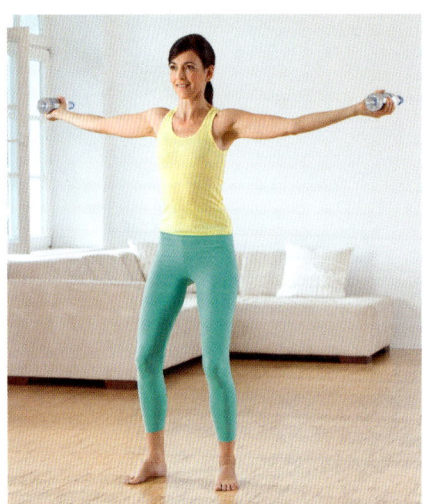

Schultern:
Shoulder Lift S. 50/51

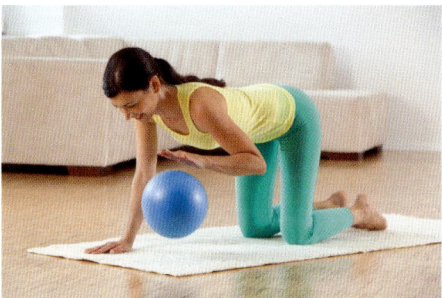

Arme:
Arms Push Up & Down S. 42/43

Übungsprogramm für einen schönen Rücken

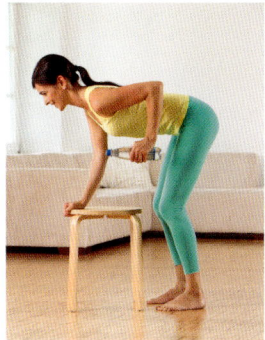

Rücken:
Row Lift S. 66/67

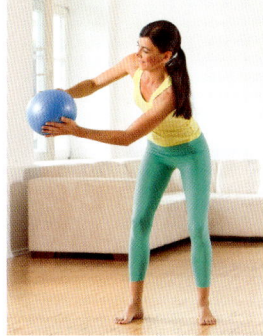

Rücken:
Back Twist S. 68/69

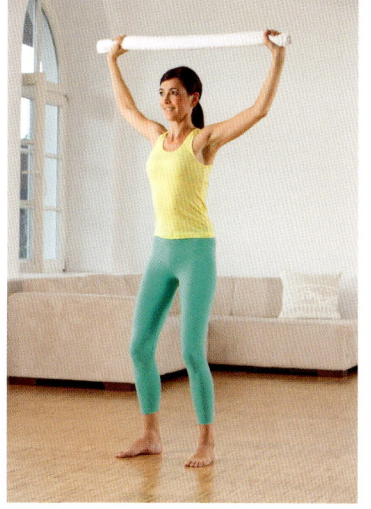

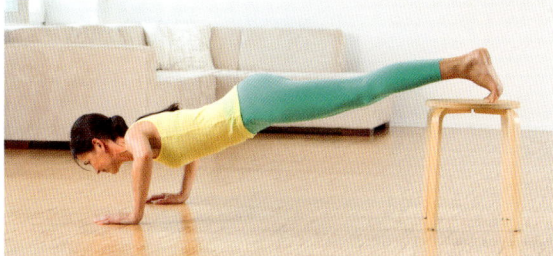

Brust: Chair Push Up S. 54/55

Rücken: Back Up & Down S. 62/63

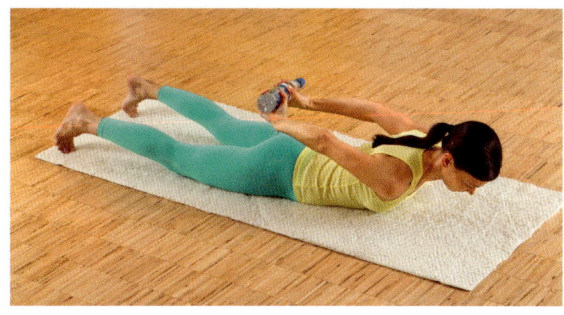

Rücken: Back Around S. 70/71

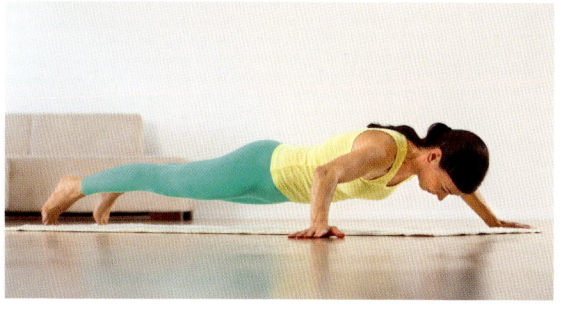

Brust: Long Chest Press S. 58/59

Stichwortverzeichnis

Über den Autor

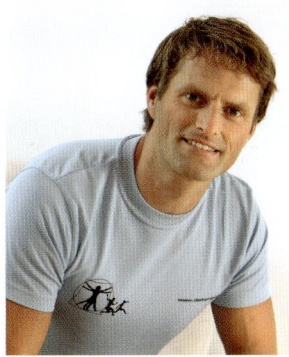

Dieter Grabbe ist einer von Deutschlands führenden Fitness- und Wellness-experten. Er gilt als einer der erfolgreichsten Autoren in diesem Bereich. Um seinem ganzheitlichen Anspruch gerecht zu werden, beschäftigt er sich mit der Weiterentwicklung und Optimierung von Bewegungsformen und setzt dabei immer wieder neue Trends.

Außerdem leitet er zahlreiche Seminare und Ausbildungen. Bewegung fasziniert ihn Zeit seines Lebens, und die Steigerung von Lebensqualität ist sein erklärtes Ziel. Um dies zu erreichen, hat er sich mit großen Partnern zusammengetan: Mit Club Bertelsmann startete er eine Initiative, die sich »Besser Leben jeden Tag« nennt, zusammen mit Neckermann entwickelte er die »Gesund und Glück-lich«-Animation, um möglichst vielen Menschen zu zeigen, wie einfach man durch gezielte Bewegung und bessere Ernährung die Gesundheit steigern und erhalten kann.

Wir danken der Firma American Apparel für die Ausstattung unseres Models.
American Apparel Deutschland GmbH
Zollhof 10, 420221 Düsseldorf, Tel.: 0800 / 26 37 421
www.americanapparel.net

Bibliographische Information der Deutschen Bibliothek

Die Deutsche Bibliothek verzeichnet diese Publikation in der Deutschen Nationalbibliographie; detaillierte bibliographische Daten sind im Internet über http://dnb.ddb.de abrufbar.

BLV Buchverlag GmbH & Co. KG
80797 München

© 2009 BLV Buchverlag GmbH & Co. KG, München

Bildnachweis:
Alle Fotos Ulli Seer außer S. 10 fotolia

Umschlagillustration: Gudrun Bürgin
Umschlagfotos Rückseite: Ulli Seer
Lektorat: Manuela Stern, Ruth Wiebusch
Herstellung: Ruth Bost
DTP: Uhl + Massopust, Aalen

Printed in Germany
ISBN 978-3-8354-0428-1

Hinweis
Das vorliegende Buch wurde sorgfältig erarbeitet. Dennoch erfolgen alle Angaben ohne Gewähr. Weder Autor noch Verlag können für eventuelle Nachteile oder Schäden, die aus den im Buch vor-gestellten Informationen resultieren, eine Haftung übernehmen.

Blitzschnell locker und entspannt

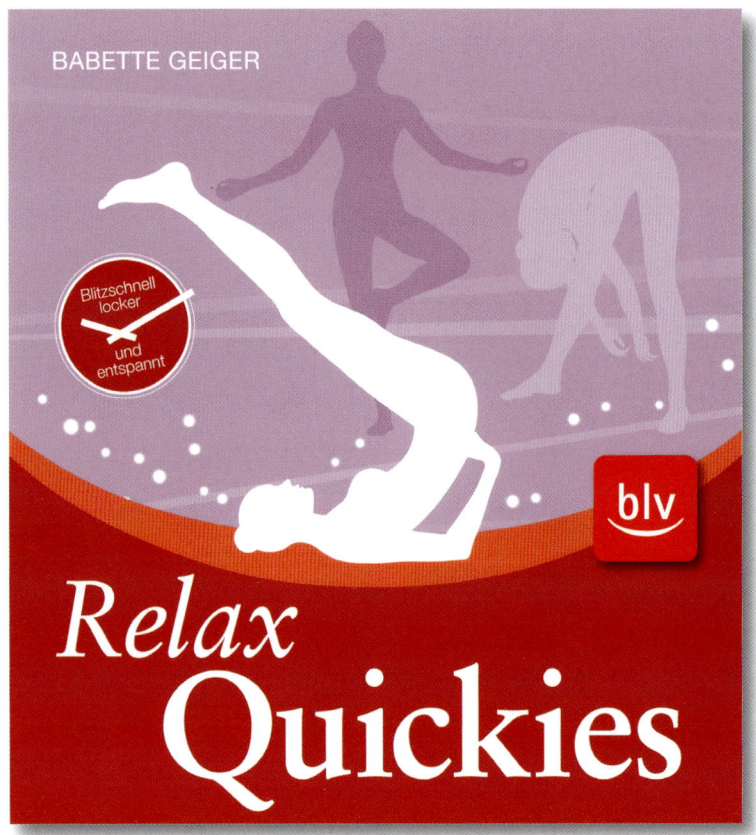

Babette Geiger
Relax-Quickies
Entspannen und durchatmen – keine Frage der Zeit,
sondern der richtigen Methode · Einfache, aber wirkungs-
volle Entspannungs-, Atem-, Yoga- und Meditations-
übungen · Stress abbauen und zur Ruhe kommen mit nur
drei, fünf oder zehn Minuten Üben.
ISBN 978-3-8354-0473-1

Bücher fürs Leben.